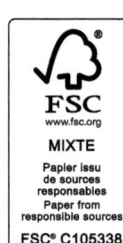

Copyright © Emergence Productions
geraldvignaud.com
V 1.0

Design : Charlotte Méquignon
Crédit photo : Daniele Levis Pelusi

© Gérald Vignaud, 2025
Édition : BoD - Books on Demand, 31 avenue Saint-Rémy, 57600 Forbach, bod@bod.fr
Impression : Libri Plureos GmbH, Friedensallee 273, 22763 Hamburg (Allemagne)

ISBN : 978-2-3224-7842-2
Dépôt légal : Mars 2025

Gérald Vignaud

À ta santé !

Toutes les clefs pour protéger ton système immunitaire et maximiser ton énergie

Avant-propos

Il y a quelques mois de cela, j'ai écrit "L'école c'est important mais l'éducation c'est primordial !" (voir page 163). C'est un livre de développement personnel qui parle notamment de compréhension du monde, de communication, de stratégies, de santé, d'écologie et de construction du futur. Je l'ai écrit à l'instinct et de manière passionnée car c'est le guide personnel que j'aurais aimé pouvoir détenir étant plus jeune. Celui que j'aimerais pouvoir transmettre à mon fils le jour où il sera en âge de pouvoir le lire et le comprendre. Il s'agit d'un ouvrage très complet de plus de 600 pages écrites en petit. Par expérience, je sais que seule une minorité de personnes lit les ouvrages de cette taille. Pour rendre son contenu accessible au plus grand nombre, je l'ai donc subdivisé en cinq petits livres. Cinq thématiques essentielles qui composent la collection "L'éducation c'est primordial !" (voir page 163). "À ta santé !" est l'un de ces cinq ouvrages, un guide que je suis heureux de partager aujourd'hui avec toi.

J'espère que, quel que soit ton âge et la situation actuelle de ta vie, il t'apportera certaines des clefs que tu recherches. Aussi, pardonne-moi par avance les quelques "gros mots" que tu trouveras ici ou là dans ce livre. Je ne suis pas d'un naturel vulgaire, mais chaque mot ayant une charge émotionnelle unique et précise, j'ai trouvé utile d'en utiliser occasionnellement quelques-uns, histoire d'appuyer encore plus certains de mes propos. De même, comme tu le remarqueras, ce livre est écrit sous la forme masculine. Il faut bien sûr voir derrière cette approche éditoriale l'idée d'une communication à 100% neutre et générique. Je m'adresse évidemment ici à tous, aux filles comme aux garçons.

Comme tu le découvriras, je te pose dans ce livre de nombreuses questions auxquelles je t'invite à réfléchir et à répondre en toute sincérité. Aussi, concernant son utilisation, n'hésite pas à casser les règles et lis-le avec un stylo à portée de main. Écris directement dessus tes réponses aux questions des exercices proposés. Notes-y dans les marges et sur les pages blanches toutes les idées et les réflexions qui te viennent. Surligne en fluo les passages et les citations qui te parlent, corne les pages et n'aie surtout pas peur de l'abîmer. Ne perds jamais de vue qu'un livre défoncé dont tu as puisé et intégré toutes les idées possède dix mille fois plus de valeur qu'un livre jamais ouvert et sagement rangé pendant des années sur une étagère poussiéreuse.

Aussi, sache que ton feedback et tes idées sont pour moi essentiels. Ils m'aident à me remettre sans cesse en question et à m'améliorer en permanence dans ce que je fais depuis 20 ans. À l'heure de l'Internet et de la communication horizontale, lire un livre sans pouvoir communiquer avec son auteur me semble être, de mon point de vue, une incohérence. Brisons donc ensemble ce schéma traditionnel et donnons-nous la possibilité de se contacter si nécessaire (je te propose d'ailleurs que l'on se tutoie). Pour cela, j'ai mis en place un formulaire de contact sur mon site à l'adresse suivante :

geraldvignaud.com/livre-contact

N'hésite pas à t'y rendre pour me partager ton ressenti sur cet ouvrage. Je lis personnellement tous les messages et j'essaie d'y répondre le plus souvent possible.

Tu peux aussi me retrouver sur les réseaux sociaux :

Ainsi que sur mon site web :

geraldvignaud.com

À bientôt,

Amicalement,

Gérald Vignaud

Sommaire

Avant-propos 5

Tu seras un homme, mon fils 10

Partie 1 : Quelles sont tes habitudes (notamment) alimentaires ? Que t'apportent-elles ? 13

Partie 2 : Les 13 principes généraux pour maximiser ta santé et ton énergie 23

Adopte un état d'esprit conscient et dirigé 24
Élimine tes croyances limitatives par rapport à la santé et à l'alimentation 25
La respiration est essentielle à la vie 37
L'eau est à la base de toute vie, y compris la tienne 41
Change ton rapport à tes addictions toxiques, quelles qu'elles soient .. 43
Évite au maximum les perturbateurs endocriniens 44
Contrôle ta posture 48
Entretiens ton corps comme il le mérite 49
Ne néglige pas ton sommeil 51
Protège-toi des ondes électromagnétiques 53
Gère ton émotionnel 54
Prends soin de tes intestins et notamment de ton côlon 56
Médite régulièrement 57

Partie 3 : Les 13 principes spécifiquement liés à l'alimentation 63

Mange beaucoup de fruits et de légumes, surtout des légumes 64
Élimine les pesticides et les OGM de ton alimentation 66
Évite au maximum la nourriture industrielle 69
Élimine de ta vie la junk food 72

Choisis avec sagesse la composition de ton petit déjeuner 74
Élimine ou tout au moins réduis drastiquement l'alcool 76
Élimine ou tout au moins réduis drastiquement le sucre transformé ... 78
Élimine ou tout au moins réduis drastiquement la viande 81
Élimine ou tout au moins réduis drastiquement le lait de vache 88
Évite les mauvaises graisses et remplace-les par les bonnes 90
Élimine ou tout au moins réduis drastiquement la caféine 93
Mange intelligemment 93
Alcalinise correctement ton corps 96

Partie 4 : Et maintenant, quelles décisions vas-tu prendre ? 101

Crée-toi des routines 114

Partie 5 : Le challenge des 30 jours 121

Un dernier mot 138

Conclusion 141

Sources et informations complémentaires 151

Du même auteur 163

À propos de l'auteur 170

Il était tout simplement inconcevable pour moi d'écrire un livre comme celui-ci sans évoquer ce magnifique poème de Rudyard Kipling. Il l'écrivit en 1910, pour son fils alors âgé de 13 ans.

Publié sous le titre anglais « If », ce texte est, à mes yeux, l'un des plus beaux et des plus puissants poèmes qui n'ait jamais été écrit. Et puisqu'il est maintenant tombé dans le domaine public, c'est donc avec un immense plaisir que je le partage ici, en préambule de cet ouvrage, pour t'inviter à le (re)découvrir. ☺

───────────────────────────

Tu seras un homme, mon fils

Si tu peux voir détruit l'ouvrage de ta vie
Et sans dire un seul mot te mettre à rebâtir,
Ou, perdre d'un seul coup le gain de cent parties
Sans un geste et sans un soupir ;

Si tu peux être amant sans être fou d'amour,
Si tu peux être fort sans cesser d'être tendre
Et, te sentant haï sans haïr à ton tour,
Pourtant lutter et te défendre ;

Si tu peux supporter d'entendre tes paroles
Travesties par des gueux pour exciter des sots,
Et d'entendre mentir sur toi leur bouche folle,
Sans mentir toi-même d'un seul mot ;

Si tu peux rester digne en étant populaire,
Si tu peux rester peuple en conseillant les rois
Et si tu peux aimer tous tes amis en frère
Sans qu'aucun d'eux soit tout pour toi ;

Si tu sais méditer, observer et connaître
Sans jamais devenir sceptique ou destructeur ;
Rêver, mais sans laisser ton rêve être ton maître,
Penser sans n'être qu'un penseur ;

Si tu peux être dur sans jamais être en rage,
Si tu peux être brave et jamais imprudent,
Si tu sais être bon, si tu sais être sage
Sans être moral ni pédant ;

Si tu peux rencontrer triomphe après défaite
Et recevoir ces deux menteurs d'un même front,
Si tu peux conserver ton courage et ta tête
Quand tous les autres les perdront,

Alors, les rois, les dieux, la chance et la victoire
Seront à tout jamais tes esclaves soumis
Et, ce qui vaut mieux que les rois et la gloire,

Tu seras un homme, mon fils !

                                              Rudyard Kipling (1865-1936)

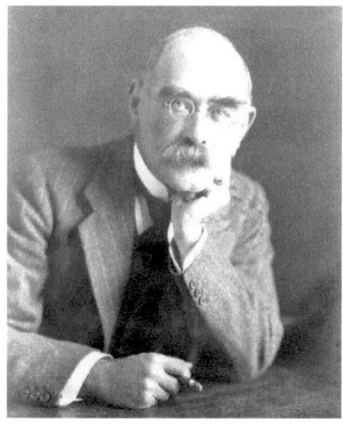

Partie 1

—

Quelles sont tes habitudes (notamment) alimentaires ?
Que t'apportent-elles ?

> « Les neuf dixièmes de notre bonheur reposent sur la santé.
> Avec elle, tout devient source de plaisir. »
>
> *Arthur Schopenhauer*

« Ce qui me surprend le plus dans l'humanité, ce sont ces hommes qui perdent la santé pour gagner de l'argent et qui après dépensent cet argent pour récupérer la santé. À penser trop anxieusement au futur, ils en oublient le présent, à tel point qu'ils finissent par ne vivre ni au présent ni au futur. Ils vivent comme s'ils n'allaient jamais mourir et meurent comme s'ils n'avaient jamais vécu. »

Prononcées lors d'une interview, ces paroles du Dalaï-Lama reflètent malheureusement la vie d'une grande majorité de personnes. De fausses croyances sur l'alimentation, un manque d'exercice, une confrontation quasi-permanente avec des écrans, des actualités locales ou mondiales souvent anxiogènes, une surcharge d'informations inutiles, ces ondes électromagnétiques qui nous ont envahies, une déconnexion majeure avec la Nature, notre mental en permanence dans le passé ou le futur plutôt que dans le présent, une pollution massive de l'air que nous respirons, la durée de notre sommeil de plus en plus raccourcie, le café, le lait de vache, un régime carné excessif, des volailles et du bétail gavés de souffrance, de tristesse, de stress, d'antibiotiques et d'hormones de croissance, des plats industriels tout préparés, des fast-foods et de la junk food à tous les coins de rue, des repas pris sur le pouce, le sucre et ses dérivés omniprésents partout, les additifs et colorants en tous genres, les pesticides, les OGM, l'invasion des perturbateurs endocriniens, une culture de l'alcool associée à la décompression et à la convivialité, le tabac, les antidépresseurs, les médicaments en tous genres et les drogues illégales diverses (qu'elles soient considérées comme dures ou douces), le tout baignant dans une épidémie de stress quotidien sans précédent dont est victime la très grande majorité de l'humanité. Toutes ces choses impactent très négativement nos vies et notre santé. L'évolution de nos civilisations a créé un mélange très complexe d'éléments toxiques qui nous est plus ou moins subtilement et quotidiennement quasi-imposé. Un mélange qui empoisonne et met en danger l'immense majorité de la population mondiale. Ce cocktail destructeur est constamment alimenté par un environnement et des messages publicitaires malsains qui visent nos portefeuilles au détriment de notre santé.

Mais alors comment faire le tri dans ce flux d'informations orientées et parfois même contradictoires ? Comment analyser pour mieux éliminer nos croyances erronées sur l'alimentation et la santé ? Et d'ailleurs, quelles sont réellement, au final, les choses bonnes pour notre santé ? Comment le savoir réellement et comment nous protéger au mieux, nous et nos enfants, de tous ces poisons toxiques ? Comment se créer l'environnement idéal et optimiser les ressources de notre corps pour développer plus de santé et d'énergie ?

Pendant près de 7 millions d'années et jusqu'à il y a environ 12 000 ans à peine, tous les hominidés de la Terre (incluant les Homo sapiens) étaient des chasseurs-cueilleurs qui vivaient en nomades. Située à l'époque au milieu de la chaîne alimentaire, la vie d'un chasseur-cueilleur était souvent dangereuse et chaque individu devait développer de nombreuses compétences pour réussir à survivre. Avant d'avaler chaque aliment -que ce soit une plante, une racine, une graine, un fruit, un champignon ou le cadavre d'un animal tué ou trouvé ici où là- il prenait un temps minutieux à l'observer et à le renifler. Il en percevait toutes les odeurs, les formes et les couleurs dont l'analyse associée à son instinct lui disait s'il était comestible ou pas. S'il estimait que cela ne représentait pas un danger d'empoisonnement, il en goûtait une toute petite partie afin que le goût de l'aliment et l'analyse de l'évolution de chacune des saveurs qui traversait son palais confirme son intuition. De fait, l'Homme d'hier était vraiment présent et attentif à son repas et créait une réelle connexion entre lui et ce moment privilégié.

L'Homme d'aujourd'hui a développé une approche complètement différente avec son alimentation. Pris dans le tourbillon des événements de sa journée et de son travail, le citadin de base profite de son heure de pause pour ingurgiter rapidement et sans réfléchir un burger issu de la restauration rapide ou un plat industriel standardisé déjà préparé et dont la sécurité alimentaire a été validé pour lui par l'agence sanitaire de son pays. Dans nos sociétés occidentales, la nourriture est aujourd'hui abondante et une épidémie d'obésité croissante y a depuis longtemps remplacé la pénurie et la famine qui pouvaient encore advenir il y a à peine quelques siècles. Mais la conséquence de cette nourriture industrielle omniprésente est que non seulement l'Homo sapiens s'alimente mal et beaucoup trop mais qu'il le fait en plus avec automatisme et sans aucune réflexion.

Et si tu prenais aujourd'hui le temps d'analyser objectivement la relation que tu entretiens avec ton alimentation et ta santé ? Je te propose de commencer <u>dès maintenant</u> en faisant ce petit exercice. Prends 5 minutes et réponds par écrit à cette question :

Quelles sont toutes -absolument toutes- les choses qui ont franchi mes lèvres durant ces dernières 24 heures ? Qu'ai-je mangé ? Qu'ai-je bu ? Qu'ai-je respiré ?

_____
_____
_____
_____
_____
_____
_____
_____
_____
_____
_____
_____
_____
_____
_____
_____
_____
_____

Lorsque, il y a un peu plus d'une vingtaine d'années, j'ai fait pour la première fois ce petit exercice, j'étais comme la plupart des gens : je ne réalisais ni la quantité de choses que je mettais dans mon corps, ni la mauvaise qualité et la toxicité de celles-ci. Sans aucune éducation nutritionnelle et sanitaire autre que celle inculquée par les multinationales et les médias de masse, ma liste était alors à l'image de mon style de vie : ultra toxique. La voici :

<u>20 Juin 1999 : tout ce qui a traversé mes lèvres durant ces dernières 24 heures :</u>

- 1 bol de lait chocolaté avec du sucre
- 1 chocolatine (oui, je suis originaire du Sud-Ouest de la France) ☺
- 1 steak haché
- des pâtes
- du sel
- du Ketchup
- 1 éclair au chocolat
- 3 grands verres d'eau du robinet
- 2 cafés expresso avec du sucre
- un paquet (entier) de Figolu
- 1 petite bouteille d'eau minérale
- 1 Doliprane
- 1 Big Mac
- 1 coca XL avec glaçons
- 1 portion de frites
- 1 pomme
- 1 Mars
- des chips "goût bacon"
- les pesticides et additifs qui vont avec tous les aliments que j'ai mangés
- 1 Mojito
- 1 bière
- du dentifrice au fluor
- J'ai fumé une trentaine de cigarettes
- J'ai fumé 1 joint

Et toi, que contient ta liste ? Que peux-tu en déduire ? Par exemple :

- Quelle quantité de nourriture manges-tu par période de 24 heures ?
- Les fruits et les légumes -qui doivent être dominants dans une alimentation équilibrée- ont-ils une place importante dans ton alimentation ou alors sont-ils plutôt anecdotiques ?
- Les fruits et légumes que tu consommes sont-ils Bio ou bien sont-ils produits à base de d'OGM et cultivés à grand renfort de pesticides ?
- Bois-tu plutôt des infusions et du thé vert ? ou du thé noir et du café ?
- Bois-tu plutôt de l'eau ou des sodas et de l'alcool ?
- L'eau que tu bois quotidiennement est-elle en quantité suffisante et de bonne qualité ?
- Entre les repas, manges-tu des gâteaux et des sucreries ?
- Es-tu client des fast-foods et autres enseignes de Junk food ? Souvent ?
- Tes repas sont-ils principalement préparés à base de produits frais ou à base de produits industriels ?
- Prends-tu souvent des médicaments ? Et si oui lesquels ? En es-tu addict ?
- Prends-tu des drogues -légales ou pas- et si oui, à quelles fréquences ? En es-tu accro ?

Au regard de ta liste et de ce que tu en as déduit, prends maintenant le temps de te poser ces deux questions :

Mes habitudes actuelles me permettent-elles d'être en bonne santé et d'avoir l'énergie nécessaire pour me créer aujourd'hui la vie que je désire ?

☐ Oui ☐ Non

Mes habitudes actuelles construisent-elles les bases qui me seront indispensables pour garder une bonne santé et une énergie débordante au fur et à mesure que les années passeront ?

☐ Oui ☐ Non

Et puisque tu es dans la réflexion, je te propose de la pousser encore plus loin : à quoi cela te sert-il de réussir absolument tout dans ta vie si derrière, tu n'as pas l'énergie pour la vivre pleinement ou, pire, si ta santé ne suit pas et que tu souffres physiquement ? Ou pour poser la question plus simplement : La santé est-elle réellement une chose importante pour toi ?

☐ Oui ☐ Non

Et si tu as répondu "Non" à cette question, en voici une deuxième : Ne devrait-elle pas le devenir ?

☐ Oui ☐ Non

En ce qui me concerne, j'ai traversé une longue période où mon alimentation et mon hygiène de vie étaient déplorables. Je n'avais aucune philosophie personnelle sur la santé et mon état d'esprit était câblé sur un truc du genre : "Peu importe ce qui arrivera demain, profite aujourd'hui de la vie !" J'ai ainsi passé plusieurs années à manger n'importe quoi, à fumer, à boire, à me droguer et à mal dormir dans des environnements enfumés et très mal aménagés. Bref, à faire n'importe quoi.

En fait, avec le recul, je sais maintenant qu'il me manquait à l'époque deux choses qui m'empêchaient d'avoir une réflexion réellement aboutie sur la santé. D'une part, je n'avais pas compris que profiter de la vie était en totale cohérence avec le fait de prendre soin de soi. D'autre part, la jeunesse aidant, je ne réalisais pas que le temps me rattraperait un jour -car il rattrape tout le monde- et qu'une mauvaise hygiène de vie amène une mauvaise santé qui empêche justement de profiter pleinement de la vie !

Ma chance a été de rencontrer certaines personnes qui m'ont ouvert les yeux sur l'importance de la santé. Ils m'ont partagé les premières clefs essentielles à connaître et m'ont donné envie de comprendre complètement toutes les facettes de ce domaine essentiel. Après de nombreux séminaires, conférences, livres, documentaires et études approfondies sur ce sujet, je m'en suis pris de passion. Aujourd'hui, je crois fermement qu'il n'y a rien de meilleur dans la vie que de se sentir vibrant et en pleine forme. Ma vision sur l'importance de la santé et sur les moyens pour la préserver a diamétralement changé.
Voici, dans les grandes lignes, les principes de santé auxquels je crois et que je mets quotidiennement en application dans ma vie. Je les ai divisés en deux catégories :

- Mes 13 principes généraux pour maximiser ma santé et mon énergie

- Mes 13 principes plus spécifiques liés à l'alimentation

Il est fort possible que certains d'entre eux heurtent tes croyances les plus profondes sur la santé en général et sur l'alimentation en particulier. Aussi, garde en tête que le but de ce chapitre n'est évidemment pas de t'imposer quelque mode de vie et de nutrition que ce soit. Je ne suis pas médecin, alors je ne te conseille et ne te prescris rien. Si je te partage mes principes personnels, c'est seulement dans le but de t'ouvrir les yeux sur le fait que, concernant l'alimentation et la santé, le mode de fonctionnement habituel d'une majorité de personnes n'est peut-être pas le meilleur et que d'autres façons de voir les choses existent.

En me lisant, ne suis pas aveuglément ce que je te dis mais, un peu à l'image des hommes préhistoriques dont nous parlions plus haut, analyse les choses par toi-même. Approfondis le sujet avec d'autres ressources, consulte et demande l'avis à des professionnels de la santé (parmi ceux qui n'ont pas été biberonnés par les multinationales de l'industrie pharmaceutique), réfléchis avec ta tête, écoute ton cœur, ton corps et suis ton instinct. Pour chacun d'entre eux, ouvre ton esprit et interroge-toi : « Au fond de moi, est-ce que ce principe me paraît sain, logique et cohérent ou pas ? » Et si ta tête, ton cœur, ton corps et ton instinct te répondent à l'unisson et sans hésiter un ''Oui'' à cette question, alors prends tes responsabilités et décide en conscience d'appliquer (ou non) certains de ces principes de santé à ta vie. Car au final, dans ce domaine comme dans tous les autres, tu es seul responsable de tes actes.

Partie 2

—

Les 13 principes généraux pour maximiser ta santé et ton énergie

Voici le 13 principes généraux pour maximiser ta santé et ton énergie :

Principe 1 - Adopte un état d'esprit conscient et dirigé

La vie est un cadeau et, que tu en ais conscience ou non, ce cadeau t'a été livré avec un duo d'ordinateurs surpuissants travaillant en totale fusion l'un avec l'autre : ton corps et ton cerveau. Et quand je te dis qu'ils sont surpuissants, ce n'est pas exagéré. As-tu conscience par exemple que ton cœur bat près de 100 000 fois par jour sans aucun effort de ta part ni sans d'ailleurs même que tu t'en rendes compte ? Sais-tu que tes yeux peuvent percevoir jusqu'à 10 millions de couleurs ? Réalises-tu que ton cerveau reçoit, analyse et réagit de façon subconsciente à près de 65 000 informations et stimuli extérieurs par jour ? Tout cela, et bien plus encore, tu le dois grâce à cette machine ultra complexe et complète qui est "ton Être", à tes deux superordinateurs interconnectés entre eux.

Utilisés correctement, ton corps et ton cerveau peuvent non seulement transformer ta qualité de vie mais aussi, si tu le désires, faire de toi quelqu'un qui impactera positivement et massivement le monde. Tout part de ce duo d'ordinateurs surpuissants que tu possèdes. Ton seul rôle -et ta responsabilité- est de comprendre leur fonctionnement et d'en maximiser leur potentiel.

Le premier des principes que j'aimerais te partager, c'est l'adoption d'un état d'esprit conscient et dirigé. Il se décompose en un processus de cinq étapes.

> **1/** Si ce n'est pas encore le cas, tu dois comprendre pourquoi la santé et l'énergie sont des éléments cruciaux à ta vie et tu dois décider d'en prendre le contrôle.

> **2/** Tu dois comprendre comment fonctionnent ton corps et ton cerveau et quelles sont les possibilités d'en optimiser leurs potentiels.

> **3/** Tu dois te créer une philosophie personnelle, des principes de santé constructifs et efficaces. Une philosophie en

amélioration constante et perpétuelle.

4/ Tu dois décider de les intégrer à ta vie et de te focaliser sur tous les moyens possibles pour les implanter définitivement dans ton programme personnel intérieur.

5/ Et enfin, tu dois passer à l'action et mettre en application ce que tu sais pour développer ce qu'il y a de mieux en termes de santé et d'énergie. Tu dois renforcer encore et encore ton programme jusqu'à ce qu'il devienne indélébile et qu'il devienne une part de ton identité. Mais pour cela, il te faut commencer par analyser et exterminer tes croyances limitatives.

Principe 2 - Élimine tes croyances limitatives par rapport à la santé et à l'alimentation

Une fois que tu as adopté un état d'esprit conscient et dirigé, la deuxième chose à faire pour prendre ta santé et ton énergie en main est d'analyser tes croyances et de les changer si besoin. Qu'elles soient issues de la culture populaire ou créées de toutes pièces par les industriels, j'avais dans mon programme une multitude de fausses croyances qui m'avaient été inculquées étant jeune et auxquelles j'adhérais dur comme fer. En voici quelques exemples :

- Il faut manger 5 fruits et légumes par jour.
- Le petit déjeuner est le repas le plus important de la journée.
- Des céréales au petit déjeuner pour bien démarrer la journée
- Les produits laitiers sont nos amis pour la vie.

- Manger de la viande est indispensable pour être en bonne santé.

- Un verre de vin rouge par jour, c'est bon pour la santé.

- Red Bull donne des ailes.

- Fumer, ça donne un air cool.

- La cocaïne ça fait bander et ça rend créatif.

Pendant très longtemps, ces croyances étaient miennes. Elles détruisaient jour après jour un peu plus ma santé et absorbaient mon énergie. Aujourd'hui, avec du recul et surtout une meilleure connaissance du fonctionnement de mon corps, mon analyse est clairement différente. La voici :

- <u>Il faut manger 5 fruits et légumes par jour.</u>

Même si ce n'est pas quelque chose de mauvais en soi, cela ne veut strictement rien dire. Pour trois raisons :

- D'une part parce qu'il y a une différence colossale entre manger quotidiennement ''5 myrtilles'' ou manger quotidiennement ''1 citron, 1 ananas, 1 laitue, 1 courgette et 1 aubergine''.

- D'autre part parce que les qualités nutritives de deux fruits ou légumes portant la même dénomination peuvent varier considérablement. Par exemple, une tomate ''ancienne'' Bio cultivée dans de la terre fertile et dans une logique de permaculture aura des qualités gustatives, nutritives et énergétiques incomparables face à une tomate issue de l'agriculture intensive. Une tomate dont la semence génétiquement modifiée a été brevetée et qui a poussée hors sol dans quelques centimètres cubes d'une mousse artificielle sous une serre du sud de l'Espagne, alimentée d'une "solution nutritive" par un tuyau et régulièrement arrosée de pesticides. (À titre informatif, cette tomate est celle que tu achètes dans les grandes surfaces ou que tu consommes dans la plupart des restaurants.)

- o Et enfin, parce que les industriels de l'agro-alimentaire détournent cet argument pour vendre leurs produits de manière plus ou moins vicieuse. On peut par exemple voir une célèbre marque de compotes pour enfants affirmer fièrement sur leur site que « une gourde de Pom'Potes, c'est 1 des 5 portions de fruits ou de légumes recommandés chaque jour pour répondre aux besoins nutritionnels de nos petits dégourdis ».[1] Ce genre d'argument marketing est probablement très utile pour guider vers l'achat et donner bonne conscience à des parents qui veulent, en toute sincérité, offrir le meilleur à leurs enfants. Mais si tu veux mon avis personnel, malgré ce qu'ils sous-entendent, je ne suis pas sûr qu'une compote industrielle possède les mêmes qualités nutritives qu'une pomme tout juste cueillie du pommier du jardin de Grand-père.

- <u>Le petit déjeuner est le repas le plus important de la journée !</u>

Bien qu'on nous le rabâche partout depuis toujours, cela n'est pas si sûr. Originellement, le mot "déjeuner" -signifiant littéralement "arrêter le jeûne"- désignait le repas du matin. Comme il est devenu avec le temps le repas de midi, on a ajouté "petit" pour en garder le sens original. Et même s'il est vrai que casser le jeûne imposé par le sommeil est très important, la croyance que « Le petit déjeuner est le repas le plus important de la journée » est fausse pour une double raison.

- o La première c'est que le repas de midi est crucial pour l'équilibre de l'ensemble de la journée. Il est donc par conséquent plus important que le petit déjeuner.

- o Mais c'est la deuxième raison qui est à la fois plus importante et plus subtile. En effet, cette croyance sous-entend pour la plupart des gens que, puisque le petit déjeuner est le repas le plus important, il faut bien manger -au sens "beaucoup manger"-. Et du coup beaucoup de gens avalent en grande quantité et dès leur réveil du café, du lait, des biscuits, des croissants, du beurre, de la confiture, des céréales et autres produits industriels sucrés voire même pour certains de la charcuterie et du fromage. Bref, que des choses qui intoxiquent le corps et assomment l'estomac dès le matin. Pendant très longtemps, drivé par cette croyance, j'avalais ce genre de petit déjeuner tous les matins. Or, si casser le jeûne est très important pour bien démarrer la journée, je sais aujourd'hui que la sélection de ce que l'on décide de prendre -ainsi que leur qualité et quantité- doit être faite avec soin. Comme je vais l'évoquer plus bas, pour mon petit déjeuner, je suis beaucoup plus amateur de fruits, de citron pressé, de jus de légumes frais, de fruits à coque, de thé vert, de lait végétal ou encore de graines de chia que de toutes ces choses que j'ai cité à l'instant et qui sont habituellement présentes dans les breakfasts d'une majorité de personnes.

- <u>Des céréales au petit déjeuner pour bien démarrer la journée</u>

Petite sœur de la croyance précédente, il s'agit là d'une légende construite et vendue par les producteurs de céréales. Mais avec une analyse objective de la réalité, il est assez facile de s'apercevoir que les céréales Kellogg's sont des produits alimentaires industriels transformés contenant des additifs et dont le sucre fait partie des ingrédients principaux[2]. Est-ce vraiment ce dont ton corps a besoin pour bien démarrer la journée ?

Petite précision importante : il est à noter que je parle ici de céréales industrielles (genre Kellogg's) tels que se les représentent 99,9% des gens qui en consomment le matin. J'aurais évidemment eu un discours bien différent sur un bol de flocons d'avoine brut Bio accompagné de quelques fruits frais et de lait végétal.

- <u>Les produits laitiers sont nos amis pour la vie !</u>

C'est une pure connerie ! Cela fait des décennies que l'industrie laitière nous martèle en permanence de campagnes publicitaires pour nous inciter à boire du lait de vache. Personnellement, j'y ai cru pendant longtemps. Et puis, à un moment donné, j'ai eu deux réflexions par rapport à ça :

- o La Nature étant bien faite, le lait de vache est adapté au veau. Un animal à la croissance ultra rapide et qui passe de 40 kilos à la naissance à 450 kilos lorsqu'il atteint sa maturité physique, 24 mois plus tard. Vu que la courbe de croissance du veau n'a rien à voir avec celle de l'Homo sapiens, boire du lait de vache est-il réellement si bénéfique pour notre santé ?

- o Mais admettons que ce ne soit pas un problème de boire le lait d'une autre espèce que la nôtre. Mais au fait, pourquoi ne boit-on pas aussi dans ce cas-là du lait de girafe, de chienne ou même de ratte ?[3]

- <u>Manger de la viande est indispensable pour être en bonne santé.</u>

C'est absolument faux ! Ce sont des protéines qu'il nous est indispensable de manger pour être en bonne santé. Et même s'il est vrai qu'il y en a en très grosses quantités dans la viande, on en trouve aussi dans de nombreux fruits, légumes, légumineuses et fruits à coque tels que les noix, les amandes, les noisettes et les pistaches.[4]

- Un verre de vin rouge par jour, c'est bon pour la santé.

Dans un groupe de personnes, il y a toujours un abruti pour te sortir cette phrase débile en donnant comme argument soi-disant irréfutable l'exemple de cette dame âgée qu'il a connue, qui buvait chaque jour un petit verre de vin au repas et qui est morte à 90 ans. Pendant longtemps, cet abruti, c'était moi ! J'étais un abruti car, d'une part on ne saura jamais combien de temps elle aurait vécu si elle n'avait pas bu son verre de vin quotidien -peut-être aurait-elle finie centenaire ?- et d'autre part, c'est un fait : notre corps n'a originellement pas été conceptualisé pour boire et assimiler de l'alcool. Qu'il soit distillé ou fermenté, l'alcool, même en petite quantité, détruit définitivement certaines cellules de notre cerveau. Il est assez facile de comprendre qu'il y a une contradiction évidente entre "boire et détruire les cellules de notre cerveau" et "être en bonne santé".

- Red Bull donne des ailes !

Red Bull, c'est une business succès story hors norme qui a vu surgir de nulle part une boisson pétillante au goût dégueulasse et mauvaise pour la santé. Leurs fondateurs, Dietrich Mateschitz et Chaleo Yoovidhya ont su la promouvoir d'une façon absolument unique et brillante pour la vendre très chère à la planète entière (le Red Bull est vendu environ deux fois plus cher que le Coca-cola). Pour cela, ils ont développé une stratégie marketing d'exception en associant leurs boissons aux sports -notamment- extrêmes et en sponsorisant des centaines d'athlètes et de manifestations sportives. Tape sur YouTube « Red Bull sport extrême compilation best of » pour en découvrir un aperçu. Tu verras, c'est cool, inspirant, plein d'adrénaline et visuellement très spectaculaire. Et à voir ces images, on peut effectivement réellement croire que Red Bull donne des ailes. Mais ce n'est factuellement pas le cas. Les sportifs de très haut niveau que tu vois sur ces vidéos doivent évidemment leurs compétences à un entraînement massif et régulier depuis plusieurs années et non à une boisson pétillante sucrée.

On peut le tourner dans tous les sens, mais si on ne prend en compte uniquement que le factuel, non, Red Bull ne donne pas des ailes. Il ne favorise d'ailleurs ni le sport, ni la santé, bien au contraire. Présents en grande quantité dans la boisson, le sucre (27,5g par cannette), la caféine (80mg par cannette), la taurine (1g par cannette)[5] déséquilibrent la biochimie du corps et accélèrent les battements du cœur. La boisson semblerait même être à l'origine de cas de tachycardie, de crises d'épilepsie, de tremblements, de vertige et même d'AVC et d'arrêts cardiaques.[6] Associer au sport et donc à la santé une boisson aussi toxique pour le cœur et le corps, il fallait oser. Red Bull l'a fait !

- <u>Fumer, ça donne un air cool.</u>

Je suis d'une génération où quand j'étais gamin, on voyait les voitures de Formule 1 courir les circuits du monde entier aux couleurs des plus célèbres marques de cigarettes. On voyait aussi dans les magazines des publicités où un cowboy cool, viril et solitaire fumait sa Marlboro le soir au coin du feu. D'ailleurs, pour la petite histoire, "l'homme de Marlboro" -Robert Norris de son vrai nom- ne fumait pas dans la vraie vie.[7] Il a vécu jusqu'à l'âge de 90 ans. En même temps, c'est plutôt logique : Pablo Escobar lui non plus ne consommait pas la drogue qu'il vendait.[8]

Un peu plus tard, lors de mes premières soirées dans les bars, des filles jolies et habillées de manière très sexy dansaient sur les comptoirs en distribuant des goodies aux couleurs des marques. Alors forcément, c'était cool et ça donnait envie. Pourtant, quand on est fumeur, la réalité factuelle est tout autre :

- o De 1, ça bousille la santé (et accessoirement celle de ses enfants quand on fume dans la voiture ou à la maison).
- o De 2, ça diminue l'endurance physique.
- o De 3, ça emmerde tous les non-fumeurs autour de soi et qui n'ont rien demandé lorsqu'on fume dans la rue, sur le quai d'une gare, devant l'entrée d'un building ou sur une terrasse de café.

- De 4, ça donne une haleine horrible.
- De 5, ça jaunit les dents et les doigts.
- Et de 6, ça coûte beaucoup d'argent.

Bref, que des trucs pas très cools…

<u>« La cocaïne ça fait bander et ça rend créatif. »</u>

D'une part, si la cocaïne peut avoir un effet sexuel stimulant lors des premières prises, non seulement cet effet s'atténue très vite au fur et à mesure des prises, mais s'inverse à mesure que la consommation et l'addiction à cette drogue deviennent plus grandes. Pour l'expliquer plus simplement : Quand tu prends régulièrement de la coke, tu bandes beaucoup moins, voire plus du tout.[9] D'autre part, concernant la soi-disant créativité artistique liée à la prise de la cocaïne, les plus grands artistes te le confirmeront : c'est une légende urbaine.

Je t'ai partagé ces quelques certitudes qui étaient les miennes à une certaine époque de ma vie et qui, pendant cette période, ont fortement contribué à détruire ma santé et mon énergie. J'ai heureusement eu la chance d'avoir rencontré des personnes qui ont su m'expliquer pourquoi ces croyances étaient bidons. Mais j'ai surtout su ouvrir suffisamment mon esprit pour pouvoir les écouter et réévaluer ma manière de penser d'une façon beaucoup plus constructive.

Et toi, où en es-tu par rapport à tes croyances sur la santé et l'énergie ?

Y as-tu déjà pensé ?

Quelles sont-elles ?

Et si tu prenais le temps d'y réfléchir et de les poser par écrit ?

Ma croyance N°1 :
_____
_____
_____

Ma croyance N°2 :
_____
_____
_____

Ma croyance N°3 :
_____
_____
_____

Ma croyance N°4 :
_____
_____
_____

Ma croyance N°5 :
_____
_____
_____

Ma croyance N°6 :
_____
_____
_____

Ma croyance N°7 :
_____
_____
_____

Interroge-toi : Pour chacune d'entre elles, d'où me viennent-elles ?

Ma croyance N°1 :
_____
_____
_____

Ma croyance N°2 :
_____
_____
_____

Ma croyance N°3 :
_____
_____
_____

Ma croyance N°4 :
_____
_____
_____

Ma croyance N°5 :
_____
_____
_____

Ma croyance N°6 :
_____
_____
_____

Ma croyance N°7 :
_____
_____
_____

<u>Continue de t'interroger :</u> En prenant le temps d'essayer de les analyser objectivement une à une, au-delà du fait que j'y crois dur comme fer, sont-elles réellement vraies ? Pourquoi ?

Ma croyance N°1 :
_____
_____
_____

Ma croyance N°2 :
_____
_____
_____

Ma croyance N°3 :
_____
_____
_____

Ma croyance N°4 :
_____
_____
_____

Ma croyance N°5 :
_____
_____
_____

Ma croyance N°6 :
_____
_____
_____

Ma croyance N°7 :
_____
_____
_____

Si tu veux prendre le contrôle de ta santé et de ton énergie, la première chose à faire est d'analyser objectivement, de remettre en question et de déconstruire toutes les certitudes néfastes pour toi. Oseras-tu le faire ?

Principe 3 - La respiration est essentielle à la vie

Voici un petit quizz rapide pour toi :

- o Sais-tu combien de temps un Homo sapiens moyen peut tenir sans manger (mais en buvant abondamment) ?
    - Même si ce délai peut varier plus ou moins en fonction du mindset et de l'état de santé de chaque individu, on estime que la moyenne est entre cinquante et une centaine de jours. Toutefois, dès une trentaine de jours sans manger, apparaissent des dommages au corps et au cerveau souvent irréversibles.[10]

- o Sais-tu combien de temps un Homo sapiens moyen peut tenir sans boire ?
    - Sans apport hydrique, notre corps ne peut pas survivre plus de trois jours. Une durée qui peut éventuellement être plus courte en fonction de paramètres extérieurs du genre si tu es obligé de courir ou si tu es sous de fortes chaleurs.[11]

- o Sais-tu combien de temps un Homo sapiens moyen peut tenir sans respirer ?
    - À l'heure où j'écris ces lignes, le record du monde est détenu par le Français Stéphane Mifsud qui en 2009 a tenu 11 minutes et 35 secondes en apnée. (Il est toutefois à noter que Stig Severinsen a réussi à exploser, en 2012, le record de temps passé sous l'eau. Il a retenu son souffle pendant 22 minutes ! Ce record de "rétention d'air sous l'eau" est néanmoins différent de celui de Stéphane

> Mifsud en "apnée statique", puisqu'il autorise l'utilisation d'oxygène pur lors de la préparation.)[12] Toutefois, l'Homo sapiens de base non entraîné, c'est-à-dire (probablement) toi et moi, ne tient que 1 minute grand maximum.[13]

Ce que je tente d'expliquer par ces trois exemples, c'est que l'oxygène que tu respires est la base de ta santé, plus important encore que ce que tu bois et manges. L'état de ta respiration contribue fortement à déterminer ton état moral, psychique, mental et biologique. Alors voici un conseil d'ami : investis dans un purificateur d'air pour ta maison et ce à plus forte raison si tu vis dans un environnement urbain ou industriel. À titre perso, j'utilise la marque Dyson dont je suis très satisfait et que je te conseille mais d'autres marques existent aussi.

Sur le sujet de la respiration, voici d'ailleurs un autre conseil plein de bon sens. Il est évident mais tellement crucial que je ne peux pas ne pas te le dire : si tu fumes, décide d'arrêter !

Mon expérience personnelle de la cigarette : Lorsque j'avais 13 ans, j'ai intégré un nouveau collège. Comme tous les ados de cet âge, j'étais en totale manque de confiance en moi et je me cherchais activement. Même si mon père fumait quotidiennement un paquet de clopes, j'avais un programme intérieur qui me disait que la cigarette c'était mal. Je le savais car, depuis que j'étais enfant, tous les adultes autour de moi le disaient -y compris d'ailleurs ceux qui fumaient, ce que je trouvais plutôt étrange. Toujours est-il que je partageais complètement cette croyance, d'autant plus que l'odeur était dégueulasse et qu'elle me donnait la nausée. J'avais inconsciemment associé du plaisir avec le fait de ne pas fumer et de la douleur avec celui de respirer de la fumée de cigarette et c'était un programme solidement ancré en moi. Jusqu'à cette fameuse rentrée des classes…

C'était donc début septembre. Je démarrais mon année scolaire dans un nouveau collège, intimidé, ne connaissant personne et avec une peur bien plus grande que toutes les autres réunies : celle de me faire rejeter par les autres élèves. Bien sûr, les anciens de l'année d'avant se connaissaient déjà tous et reformaient leurs groupes de copains. Et évidemment, comme c'est le cas chez les ados, beaucoup d'entre eux fumaient : ça faisait cool et ça donnait un air plus viril et plus vieux. Il n'a évidemment pas fallu longtemps pour que me soit proposée une cigarette et ce moment fut terrible. Deux douleurs se sont affrontées en moi. La première qui était celle de la nausée insupportable que j'avais lié à la clope contre la deuxième qui était celle de ce que je percevais, du haut de mes 13 ans, comme un rejet de la part du groupe si je n'étais pas "capable" de fumer. S'il doit choisir entre deux douleurs, l'Homo sapiens évite toujours la plus forte. En ce qui me concerne, fumer une cigarette était nettement moins douloureux que ce rejet potentiel de la part du "groupe" (un rejet d'ailleurs imaginaire que je m'étais moi-même monté en mayonnaise dans la tête).

C'est ainsi que j'ai fumé ma première cigarette. Un gout infect que j'avais du mal à faire pénétrer dans mes poumons et qui m'a fait tousser comme jamais. Au bout de quelques dizaines de clopes, l'habitude naissante a atténué de plus en plus ce dégoût pour le transformer petit à petit en plaisir. Un plaisir qui a rapidement muté en besoin… Et c'est ainsi que j'ai, inconsciemment, inversé mes polarités. Je suis passé du "enfant, j'aime respirer et je ne supporte pas l'odeur de la clope" à "ado, j'aime la clope et j'éprouve un terrible sentiment de manque si je n'ai pas ma dose quotidienne minimale".

J'avais inconsciemment enclenché en moi une addiction qui allait durer près de 12 ans et dont il m'a été, à l'époque, très difficile de sortir. Durant toutes ces années, c'est dès le réveil que j'avais besoin de fumer du tabac. Le dimanche, lorsque j'étais en rade de clopes, il m'arrivait fréquemment de prendre le bus pour traverser la ville uniquement pour en acheter au seul buraliste ouvert, celui situé en face de la gare. J'étais tellement accro au tabac -ainsi qu'à toutes les saloperies d'additifs qu'ils rajoutent dans les clopes- que je me suis même vu, à quelques occasions extrêmes, ramasser des mégots dans la rue pour les fumer. Et c'est ainsi que pendant plus d'une décennie, j'étais devenu un petit chiot docile tenu en laisse par Philips Morris et Reynolds Tobacco. Ils me prenaient pour leur clébard et décidaient, à distance et à l'avance, de mes comportements. Et moi, trouvant cela normal, j'obéissais sagement…

Je ne l'ai compris que bien plus tard mais j'avais été, à mon insu, complètement manipulé par des experts de la chimie et de la psychologie humaine. Un groupe de gens malsains, très compétents et extrêmement bien rémunérés qui, alors que je n'étais même pas encore né, se réunissaient déjà aux sièges de multinationales du tabac pour conceptualiser ensemble des pièges très subtils. Des pièges qui me feront, moi ainsi qu'un très grand nombre de gamins du monde entier, fumer innocemment ma première cigarette pour en devenir progressivement et rapidement accro. Pour l'immense majorité des fumeurs, il s'agit d'une addiction solide qui dure des années, voire des décennies et même pour certains toute leur vie. Et ça, c'est ce qui s'appelle s'être magistralement fait baiser, car au-delà d'un aspect financier non négligeable pour le fumeur, c'est l'impact sur sa santé qui est catastrophique. À ce propos, rien qu'en France, le tabac est responsable d'environ 60 000 décès par an.[14]

Tiens d'ailleurs, puisqu'on en parle, j'aimerai te poser une question : Est-ce que toi aussi tu te fais baiser par ces gens-là ?

☐ Oui   ☐ Non

Et si ta réponse à cette question est "Oui", laisse-moi t'en poser une deuxième : Quand vas-tu décider de détacher ta laisse ?

Je décide d'arrêter de fumer le _____ / _____ / 20_____ !

(Aujourd'hui ? Chiche ?)

Tu l'as bien compris, respirer un air sain est crucial pour ta santé. Mais au-delà de la qualité de l'air en elle-même, la respiration est un outil puissant que tu peux apprendre à maîtriser. C'est en effet la seule fonction physiologique sur laquelle tu peux avoir à tout moment, sur simple décision de ta part, une action directe et immédiate. "Savoir respirer" est un mélange d'art, de science et de philosophie de vie qui peut complètement transformer ton existence. La maîtrise de ta respiration peut t'apporter de nombreux bienfaits tels qu'une meilleure gestion émotionnelle, une diminution du stress pour plus de bien être ou encore une profonde connexion avec toi-même. Méconnues -voire inconnues- de la plupart des gens, de nombreuses techniques de respiration existent pourtant depuis la nuit des temps. Si tu désires approfondir ce sujet, tu trouveras en librairie de nombreux ouvrages sur cette thématique.

Mais pour commencer dès maintenant, je te propose d'intégrer à ta vie une habitude très simple que j'ai, pour ma part, incorporée à mon rituel du matin. Dès mon réveil, la première chose que je fais c'est de sortir dehors à l'air frais dans le jardin (ou sur la terrasse ou le balcon, selon l'endroit où je me trouve) et de prendre cinq grandes respirations en étirant mon corps. Je respire profondément par le bas du ventre, je retiens un peu ma respiration et je relâche, laissant mes poumons se dégonfler tel un ballon de baudruche.

Une fois ces respirations profondes finies, j'enchaîne en buvant un grand verre d'eau.

Principe 4 - L'eau est à la base de toute vie, y compris la tienne

D'une présence extrêmement rare dans l'Univers, nous avons la chance d'avoir de l'eau en grande quantité sur notre planète. L'eau est un élément qui possède des propriétés physiques et chimiques uniques. Alors que toute substance qui refroidit se contracte, l'eau au contraire se dilate, son volume augmentant en dessous de zéro degré. L'eau est une substance qui, sur Terre, peut se présenter sous les trois formes : solide, liquide et gazeuse. Et comme tu le sais probablement déjà, l'eau est le composant indispensable à tout le vivant. Ce n'est d'ailleurs pas un hasard si c'est dans les océans que sont apparues les premières formes de vie sur Terre, il y a environ 3,8 milliards d'années. Tout au long de notre existence, l'eau accompagne notre quotidien. Elle calme notre soif, nous nettoie et nous purifie. C'est le meilleur dissolvant qui existe.

Parce qu'il en est majoritairement composé, l'eau est cruciale au bon fonctionnement de notre corps. Elle transporte les nutriments à travers le corps, sert de matériau de construction pour sa croissance et sa réparation et joue un rôle crucial dans le maintien de sa température. Elle est essentielle dans la digestion, la circulation et l'excrétion. Pour toutes ces raisons -et associé en plus au fait que cela coupe la faim- boire de l'eau régulièrement est un outil simple mais redoutablement efficace pour perdre du poids.[15]

Même si la quantité idéale varie en fonction de ton poids, il te faut boire entre 1,5 et 2,5 litres d'eau par jour. Une eau que ton corps réclame en permanence car, n'ayant pas d'endroit pour la stocker, il doit en recevoir en flux continu pour se maintenir en santé. La soif étant le signal qu'il t'envoie pour te dire qu'il n'en a pas reçu suffisamment, n'attends donc pas d'avoir soif pour boire. À ce propos, un excellent indicateur pour savoir si ton corps est suffisamment hydraté est la couleur de ton urine. Plus elle est claire, mieux c'est. Et à l'inverse, plus elle et foncée, plus ton corps a besoin d'eau pour se nettoyer et se purifier.

Boire régulièrement de l'eau en quantité suffisante est indispensable pour garder l'équilibre biochimique de son corps.

Aussi, en parallèle à la quantité d'eau qu'il te faut boire quotidiennement, il faut te soucier de la qualité de celle-ci. Avant de la boire, filtre l'eau du robinet (le top étant les systèmes combinant, filtre à membranes, filtre à charbon et osmose inverse) et lorsque tu prends des bouteilles, privilégie l'eau minérale à l'eau de source. Pour ma part, lorsque je suis en Europe et que je dois impérativement acheter des bouteilles d'eau (ce que j'essaye d'éviter au maximum), je prends de préférence la marque "Mont Roucous", correctement minéralisée et dont le PH est assez faible. Lorsque je suis en Océanie, je prends de la FIJI Water.

Enfin, sache qu'au-delà de toutes ces connaissances établies depuis des siècles sur l'eau et ses particularités uniques, il se développe depuis quelques décennies chez une poignée d'acteurs de la communauté scientifique une intuition que l'eau serait en fait un élément méconnu beaucoup plus complexe qu'il n'y paraît. Elle renfermerait des propriétés inattendues, notamment qu'elle possèderait une mémoire. Découverte par Jacques Benveniste et notamment approfondie par des personnalités comme Masaru Emoto ou encore le professeur Luc Montagnier (Nobélisé en 2008 pour la découverte du virus du sida), cette théorie scientifique prétend que l'eau possède une mémoire.[16] Un pouvoir qui lui permet, à l'état moléculaire, d'absorber et de mémoriser tout ce qui se passe dans son environnement proche, que ce soient des substances, du son, de la lumière, des informations ou même des émotions. D'après cette théorie, tout ce qui rentrerait en contact avec l'eau y laisserait donc une trace qui en modifierait sa structure, cette façon dont les molécules d'eau s'agroupent entre elles. L'eau développerait ainsi des propriétés uniques en fonction de chaque type de structure formée.

Sache aussi que par des systèmes spécialement créés pour ça, il est possible de filtrer et de dynamiser artificiellement son eau domestique afin de bénéficier de toutes les propriétés positives qu'elle peut ainsi nous offrir.[17]

<u>À noter</u> : si tu veux approfondir ce sujet, visionne le film "Water – Le pouvoir secret de l'eau" ou retrouve en librairie les nombreux ouvrages qui en parlent.

Principe 5 - Change ton rapport à tes addictions toxiques, quelles qu'elles soient

Selon moi, la définition d'une drogue pourrait notamment être celle-ci : quelque chose de toxique pour ta santé et dont tu deviens accro.

Que ce soit la cigarette, la cocaïne, le LSD, l'ecstasy, la Ritaline, les sites porno, le shit, l'herbe, l'héroïne, le crack, le Xanax, le Prozac, les jeux vidéo, les réseaux sociaux, l'urgence, le stress, la colère, les jeux d'argent ou encore les écrans et sans parler d'aliments tel que le café, les sodas, le sucre, la viande, la junk food (dont nous reparlerons plus bas), dans nos sociétés modernes les addictions toxiques sont partout . Très peu de personnes décident de s'en libérer complètement.

En Occident, beaucoup de personnes associent la liberté au fait de ne pas être obligé de s'imposer quoi que ce soit. Et si au contraire, la liberté passait par l'autodiscipline ? Et si la liberté, la vraie, était une capacité à se libérer de ses addictions et à reprendre possession de soi-même ? À jouir d'un contrôle total de ce que nous faisons ? Alors que dans les pays occidentaux les méthodes d'autodiscipline sont très peu développées, dans certains pays asiatiques -en Corée du Sud ou au Japon par exemple- l'autodiscipline est enseignée dès l'enfance, comme une valeur intrinsèque à conquérir. Elle tient une place à part entière dans la vie, le but étant de devenir compétent et engagé envers soi-même afin de le devenir aussi dans toutes les choses que l'on pourrait entreprendre.

Qu'elles soient considérées comme douce ou dures, légales ou illégales, répandues ou marginales, si certaines de tes addictions sont toxiques au point d'en abîmer ta santé et ton bien-être, ne serait-il pas judicieux de t'en libérer ?

Principe 6 - Évite au maximum les perturbateurs endocriniens

Au fur et à mesure de l'évolution de nos sociétés, nos environnements et notre vie ont été peu à peu complètement envahis par une quantité incroyable de perturbateurs endocriniens. Une soupe chimique créée sur mesure, pour nous, par les industriels. Dentifrice, savon, gel douche, shampooing, après-shampooing, déo, parfum, crèmes cosmétiques, maquillage, lessive, produits d'entretien, additifs alimentaires, additifs industriels, objets en plastique, textile, peinture, désinfectants industriels, pesticides en tout genre... etc. Même nos rideaux et notre aspirateur contiennent des polluants chimiques souvent dangereux pour notre santé.

Ces perturbateurs endocriniens sont très nombreux -il en existe plus de 800-, ils sont partout et leurs effets sur notre santé sont catastrophiques : altérations de la qualité du sommeil, de celle du comportement et de l'humeur, déséquilibre du système hormonal, cancers, infertilité et malformations congénitales. Et sans parler des résidus qu'ils génèrent et qui causent des dommages irréversibles sur l'environnement. Des ravages catastrophiques sur les écosystèmes allant d'une pollution massive des sols et des cours d'eau à l'extermination de milliards d'abeilles...

Une poignée de décisions personnelles de bon sens permet de limiter considérablement l'impact que cette chimie peut avoir dans nos vies. Voici quelques exemples de décisions que tu pourrais prendre :

- o Consomme des produits alimentaires Bio, particulièrement pour les fruits et les légumes frais. En effet, lorsqu'ils ne sont pas Bio, ils sont vendus chargés d'une panoplie invisible mais bien réelle de pesticides en tous genres. Une simple pomme, par exemple, a été traitée plusieurs dizaines de fois avant de se retrouver sur l'étal d'une grande surface.

- o Idem pour ta consommation de produits d'hygiène corporelle (savon, shampooing, dentifrice...etc.) et même lorsqu'ils sont Bio, ne prends uniquement que ceux qui sont composés d'un nombre restreint d'ingrédients. Alors que la loi impose uniquement aux fabricants d'intégrer le nom "scientifique" des ingrédients qui composent leurs produits, cela a pour conséquence directe qu'absolument personne ne comprend rien à la composition exacte d'un savon. Une conséquence évidemment bien pratique pour les marchands de savon. Alors, pour faire simple, la règle générale à retenir est que plus la liste des composants est grande, plus ça craint. Il est donc préférable de choisir celui qui est composé du plus petit nombre d'ingrédients.

o   Concernant les produits cosmétiques, décide de n'utiliser uniquement que des produits Bio faits d'ingrédients naturels.

o   Pour ta maison, n'utilise que des produits d'entretien ménager naturels. De nombreux produits industriels peuvent d'ailleurs aisément être remplacés par des choses simples et saines comme la vapeur d'eau, le bicarbonate de soude, le vinaigre blanc ou encore le citron. De nombreuses astuces concernant leurs utilisations sont disponibles sur Internet.

o   Concernant ta lessive, pourquoi ne pas utiliser une lessive Bio ou encore mieux, des noix de lavage ? Les noix de lavage proviennent d'un arbre, le "Sapindus Mukorossi", appelé également savonnier ou arbre à savon. L'écorce de ses fruits contient de la saponine, un agent lavant naturel utilisé depuis des siècles en tant que produit de lessive quotidienne. Produit 100% naturel et biodégradable, il nettoie aussi bien qu'une lessive industrielle, coûte moins cher et ne pollue pas.

o   Lorsque tu achètes des nouveaux vêtements, il faut absolument prendre le temps de les laver avant de les porter pour la première fois, particulièrement ceux qui entrent en contact direct avec le corps. Petite remarque : ceci est une règle particulièrement importante à observer avec les vêtements de tes enfants, surtout s'ils sont en bas âge.

o   Si tu décides de vivre à la campagne, évite d'emménager près de ces exploitations agricoles qui développent une agriculture intensive à l'utilisation systématique et massive de pesticides en tout genre.

- o Si tu cultives ton propre potager, il devient indispensable d'éliminer définitivement l'utilisation de saloperies tels que le Roundup et consorts. En remplacement, tu peux évidemment te tourner vers la permaculture pour développer autant voire plus de résultats avec des méthodes naturelles respectueuses de ta santé et de l'environnement.

- o Enfin, sache qu'il est judicieux de limiter au maximum son utilisation du plastique et du polystyrène, notamment pour tout ce qui est en lien avec les denrées alimentaires.

Si tu te demandes dans quels types d'endroits tu pourrais trouver ce genre de produits, sache qu'ils sont disponibles dans n'importe quel supermarché Bio du genre "Bio Coop" ou le net.

Quelques mots à propos du fluor : Depuis très longtemps, bien avant l'émergence d'Internet, une rumeur inquiétante circule à propos du fluor. Selon certaines sources, il aurait un impact sur le cerveau et rendrait plus "docile" la personne qui en consomme, permettant ainsi de mieux contrôler les masses. Toujours selon cette rumeur, ce sont les nazis qui, la première fois, auraient volontairement fluoré l'eau potable qu'ils distribuaient, notamment dans les camps de concentration.[18] Je ne m'attarderai pas ici sur ces rumeurs d'autant plus que, n'étant pas un expert dans ce domaine, je n'ai pas la compétence scientifique de vérifier la véracité de celles-ci. Toutefois, puisque j'aime m'attacher aux données réelles et attestées, je fais néanmoins quatre constats factuels sur le fluor :

- o Dans toutes les enseignes de grande distribution, tous les dentifrices vendus -sans aucune exception- contiennent du fluor.

- o Ce qui paraît logique puisque depuis qu'on est gamin, on nous rabâche -à l'école, chez le dentiste, dans toutes les publicités et à toutes les sauces- la croyance que le fluor est indispensable pour protéger nos dents et les préserver des caries. Ceci dit, si je suis mon instinct, j'aurais tendance à penser que cela nous est ressassé trop souvent pour être honnête. (Même si j'ai évidemment pleinement conscience que le seul et unique focus des multinationales genre Colgate-Palmolive, Procter & Gamble ou encore Unilever est notre santé et notre bien-être…)

- o Et pourtant, dans les magasins Bio, plus de 90% des marques de dentifrices distribués <u>n'en contiennent pas</u>. (N'écoutent-ils donc pas les informations ?)

- o Et enfin, dans l'un de ses récents rapports, l'OMS met très sérieusement en garde sur une consommation excessive du fluor, qu'il provienne de sources naturelles, de processus industriels, de l'eau potable, de la nourriture, des dentifrices ou encore de compléments. D'après lui, « une exposition excessive peut notamment entraîner une fluorose osseuse invalidante, associée à une ostéosclérose, à une calcification des tendons et des ligaments et à une déformation des os.»[19]

Tu en penses ce que tu veux, mais pour ma part, tous ces éléments font qu'à titre personnel j'ai décidé d'utiliser exclusivement du dentifrice sans fluor pour mon hygiène dentaire. Si tu veux approfondir le sujet, le documentaire "Fluor, un ami qui vous veut du mal" réalisé par Audrey Gloaguen et diffusé sur France 5 en 2016, est disponible sur YouTube. Prends le temps de le regarder.

Principe 7 - Contrôle ta posture

Nous sommes tous d'accord sur un point : ton mental impacte ta posture. Mais savais-tu que l'inverse est aussi vrai, que ta posture a un impact réel sur ton état d'esprit ?

Il est en effet très compliqué de se sentir mal lorsqu'on regarde vers le haut, les épaules en arrière en souriant bêtement. À ce propos, d'après l'étude d'Amy J.C. Cuddy parue dans "Harvard Business School", une personne qui adopte une bonne posture démultiplie son pouvoir :

- Elle augmente de 20% son taux de testostérone
- Son niveau de cortisol, l'hormone de stress, baisse de 25%
- Son taux de confiance en soi et de tolérance au risque augmente de 33%

Penses-y la prochaine fois que et essaye de contrôler au maximum ta posture, spécialement lors des moments les moins faciles.

Principe 8 - Entretiens ton corps comme il le mérite

Si tu veux préserver ton corps le plus longtemps possible, tu te dois de l'entretenir correctement.

De par son essence même, ton corps doit être en mouvement. Décide alors, si ce n'est pas déjà le cas, d'introduire de l'exercice physique régulier à ta vie. Un exercice physique qui se doit d'être aérobique, ce qui signifie littéralement "avec de l'air". En clair, pratique des sports qui font travailler ton cardio : natation, course à pieds, vélo, elliptique… etc. Ce genre de sports où tu travailles ton endurance en respirant profondément pendant que tu les pratiques. Afin qu'il reste réellement aérobique, ton rythme cardiaque doit rester soutenu, sans toutefois dépasser une certaine limite. Comme cette limite dépend de ton âge et de ta condition physique générale, je t'invite à consulter un professionnel afin qu'il la définisse avec toi. Un autre petit détail important, quand tu vas faire du sport, fais-le intelligemment. Ce que je veux dire par là, c'est que si tu vas faire un footing, ne le fais pas en centre-ville au milieu des voitures car, au lieu de lui offrir plus de santé, tu offrirais ainsi à ton corps un cadeau empoisonné. Littéralement.

Et puisque l'on parle de sport, sache que l'un des sports les plus aérobiques est le trampoline. Tu peux en trouver un petit dans n'importe quel magasin de sport pour quelques dizaines d'euros seulement (l'idéal étant, même si c'est un peu plus cher, un trampoline à élastiques plutôt qu'à ressorts). En plus d'aller régulièrement courir à la salle ou dans un parc, 10 minutes de trampoline chaque matin contribuent à protéger ta santé et à dynamiser ta journée. Peut-être est-ce utile pour toi de décider d'en acheter un ?[20]

Aussi, en parallèle de ces séances de sport régulières, je t'invite à découvrir la cryothérapie. La cryothérapie est un traitement médical par le froid qui consiste à placer le patient debout dans une cabine individuelle. Une cabine dont la température descend jusqu'à moins 110°C pendant 3 minutes. L'objectif de la cryothérapie est de stimuler le corps humain de façon à déclencher ses réflexes de lutte contre le froid et ceci sans blessures. Avec -notamment- une sensation de bien-être et de relaxation, une diminution de l'état de fatigue général, une réduction de la tension nerveuse et la récupération d'un meilleur sommeil, les bienfaits de la cryothérapie sont magiques. Ne passe pas à côté. Si tu n'as jamais essayé, réserve une séance près de chez toi car c'est vraiment une thérapie d'exception. Et si tu aimes ça, offre-toi en régulièrement, c'est l'un des meilleurs cadeaux que tu puisses faire à ton bien-être et à ta santé.

Et enfin, pour conclure sur le fait de prendre soin de ton corps, n'hésite pas à lui faire prendre le soleil aussi souvent que possible -car, ne l'oublions pas, nous sommes des êtres solaires- et à t'offrir des massages (par ton amoureux/amoureuse ou dans un spa) de temps à autre.

Principe 9 - Ne néglige pas ton sommeil

S'il existe un point commun à tous les Homo sapiens vivants sur Terre, c'est que tous, sans aucune exception, ont le besoin physiologique de dormir au moins une fois par jour. Bien que certains de ses aspects soient encore méconnus de la science, il est aujourd'hui une certitude absolue que le sommeil est un élément crucial à la santé et au bien-être. Il repose le corps, diminue le stress, réduit les risques de maladies, consolide les apprentissages de la journée, pose une analyse plus précise des problèmes et des différentes situations en cours et maximise les connexions neurologiques.

Mais depuis les 150 dernières années, l'Homo sapiens dort de moins en moins. L'urbanisation de nos sociétés, l'arrivée de l'éclairage public, l'émergence des médias de masse comme la radio et la télévision puis de l'ordinateur, de l'Internet, des smartphones et des tablettes a complètement bouleversé et fait chuter la moyenne d'heures de sommeil quotidien des populations.

En 2013, la durée moyenne de sommeil d'un américain était de 6 heures et 31 minutes par nuit. La génération précédente dormait, elle, 8 heures par nuit. Et au début du 20ème siècle, la durée quotidienne de sommeil aux États-Unis était de 10 heures. En France, cela suit plus ou moins les mêmes courbes. Entre 1986 et 2010, la durée de sommeil moyenne a chuté de 18 minutes. Chez les adolescents (15-17 ans), c'est même une perte de 50 minutes durant cette même période.[21]

On a pourtant tous besoin d'un minimum de sommeil. Un besoin dont la quantité peut varier en fonction du métabolisme de chacun, entre 5 et 9 heures par nuit selon les personnes avec en moyenne 7 heures et 30 minutes. Une durée qui diminue avec l'âge. Alors que tu sois un petit ou un gros dormeur, au vu de son importance sur ta santé, voici quelques recommandations pour optimiser ton sommeil :

- o Avec le temps, identifie le nombre idéal d'heures de sommeil quotidien nécessaire à ton métabolisme. (Un nombre d'heure qui, on vient de le voir, varie d'une personne à l'autre.)

- o Organise-toi une chambre agréable, saine et quotidiennement aérée.

- o La température de ta chambre doit idéalement se situer entre 16° et 19°.

- o Investis dans un matelas de qualité et dans un oreiller confortable.

- o Change régulièrement tes draps afin qu'ils soient propres et agréables.

- o Crée-toi et suis un rituel du soir efficace.

- o N'installe surtout pas de télévision dans ta chambre et décide d'y interdire l'accès à tous les autres types d'écrans : ordinateurs, tablettes et téléphones portables. (Et ne me sors pas l'excuse bidon du ''J'ai besoin du réveil de mon téléphone pour me réveiller le matin !''. Va à Darty et achètes-en un, ça coûte 8€ !).

- o Mets les écrans en OFF une demi-heure **minimum** avant d'aller au lit.

- o Et puisque l'on parle de réveil, programme-toi un réveil tout doux avec un son et une lumière adaptée. Idéalement, investis **dans un simulateur d'aube LUMIE qui t'offrira** chaque matin un lever de soleil progressif accompagné de chants d'oiseaux.

- o Aussi, en complément de ta nuit de sommeil, si tu en ressens le besoin et que tu en as la possibilité, n'hésite pas à faire une sieste dans l'après-midi.

- Et enfin, applique à ta vie cette règle simple mais cruciale : le soir, lorsque tu commences à ressentir le sommeil, ne force pas et va dormir.

Principe 10 - Protège-toi des ondes électromagnétiques

Depuis la fin des années 90, les ondes électromagnétiques déferlent sur le monde. Émergence des téléphones portables, des antennes relais - dont près de 80 000 couvrent la France- et des bornes Wifi, il n'existe aujourd'hui quasiment plus d'espaces exemptés d'ondes électromagnétiques. Bien heureusement, toutes les études "indépendantes" financées par les opérateurs de téléphonie mobile sont formelles : aucune des enquêtes n'a pu établir de façon sûre et absolue un lien de causalité entre l'émission d'ondes et certains troubles pathologiques.

Bizarrement je ne les crois pas et je préfère faire très attention aux ondes électromagnétiques. Pour ma part :

- J'évite au maximum de mettre mon téléphone dans les poches de mon pantalon -près des parties génitales- ou dans la poche intérieure gauche de ma veste -celle du côté de mon cœur.

- J'utilise toujours un kit piéton filaire (et non Bluetooth) quand je téléphone et lorsque je n'en ai pas, j'utilise le haut-parleur de mon téléphone.

- Je ne garde jamais mon téléphone allumé près de moi quand je dors.

- Idéalement, j'éteins ma box la nuit. Une box qui dans tous les cas est installée le plus loin possible des chambres.

- Lorsque j'autorise mon fils à regarder un dessin animé sur mon iPad (ce qui est d'ailleurs assez rare), je fais attention à ce qu'il ne soit pas posé sur ses genoux (et donc près de ses parties génitales).

- o Je ne suis absolument pas impatient d'expérimenter tous les "bienfaits" de la 5G qui déferle actuellement sur le monde et dont on nous rabâche qu'elle va changer notre vie pour le meilleur. Un déploiement massif de ces émetteurs "nouvelle génération" qui, on l'aura noté, se fait bien sûr sans nous demander notre avis.

Des expériences sur les fourmis : À Bruxelles, des chercheurs du Département de Biologie ont dévoilé une étude sur l'impact des ondes GSM sur les fourmis. D'après une expérience réalisée sur plusieurs colonies de fourmis exposées aux ondes d'un téléphone portable, il apparaît que ces insectes sociaux sont fortement touchés par son rayonnement électromagnétique.[22]

Principe 11 - Gère ton émotionnel

Les émotions sont l'un des plus beaux cadeaux de la vie. Elles permettent de la vivre passionnément et rajoutent un goût épicé irremplaçable et indispensable au bonheur. Qu'elles soient positives ou négatives, les émotions sont très physiques et lorsque, par exemple, on se met en colère, c'est l'ensemble de son corps qui réagit et se crispe. Les émotions vont et viennent en changeant constamment d'intensité. Pour certaines personnes, ce sont de véritables tempêtes qui s'activent dans leur corps, leur tête et leur cœur. De très nombreuses personnes n'arrivent absolument pas à les gérer. Et lorsque ces émotions sont négatives -surtout lorsqu'il s'agit de la colère, de la haine, de la jalousie, de la tristesse ou de la peur-, ce cadeau de la vie se transforme pour elles en un véritable fardeau. Un fardeau qui empoisonne leur quotidien ainsi que celui de leur entourage.

Pour ne pas se laisser submerger par tes émotions, la première chose à comprendre, <u>c'est que tu n'es pas tes émotions et que tu peux prendre du recul pour les observer</u>. Et si tu peux les observer, cela signifie que tu peux aussi les contrôler.

La méditation -dont nous parlerons plus bas- est probablement l'un des meilleurs moyens de canaliser ses émotions. Grâce à elle, tu peux aller à leur rencontre et y faire face. En respirant lentement et profondément, tu vas pouvoir identifier les endroits où ces émotions se logent, prendre de la hauteur par rapport à elles et identifier leurs origines. Même si ce n'est pas facile à faire, il est intéressant de réaliser que lorsque tu te détaches de tes émotions et que tu les regardes, elles se modifient. Tu réalises alors que tu n'es au final qu'une conscience qui habite un corps et que tes émotions ne sont que des options amovibles.

Une autre clef efficace pour reprendre le contrôle de tes émotions est le contrôle de ta posture. Comme nous en avons déjà parlé plus haut, en contrôlant volontairement ta physionomie, tu peux, avec un très léger décalage de temps, reprendre le contrôle de tes émotions.

De tous les domaines de la vie qu'il nous faut améliorer et où nous avons à apprendre, celui de la gestion émotionnelle est probablement, pour beaucoup d'entre nous, le plus difficile. Mais puisque notre santé, notre bien-être, notre bonheur, nos relations et notre épanouissement personnel en dépendent, il est aussi incontestablement l'un des plus importants. Serais-tu alors prêt à relever le difficile défi de prendre le contrôle de tes émotions lorsque cela sera nécessaire ?

« La qualité de ta vie, c'est la qualité de tes émotions. »

Anthony Robbins

Principe 12 - Prends soin de tes intestins et notamment de ton côlon

Oui, tu as bien lu : Prends soin de tes intestins et notamment de ton côlon ! Et il s'agit même de l'un des principes de santé les plus importants ! Peut-être ne le sais-tu pas, mais tes intestins hébergent une flore intestinale -appelée microbiote- riche de plusieurs dizaines de milliers de milliards de micro-organismes[23] (soit, pour un adulte moyen, plus de 1 kg de bactéries vivantes et actives). Et ces bactéries ne sont pas que des microbes nocifs, bien au contraire, la plupart étant vitales à notre santé. De plus, grâce aux 100 millions de neurones qui tapissent notre tube digestif, l'intestin est aussi considéré comme notre deuxième cerveau. Un cerveau capable d'une forme d'analyse et qui reste en connexion permanente avec l'ensemble de ton corps.[24] La partie de l'intestin située entre le cæcum et le rectum s'appelle le côlon (ou gros intestin). Déplié, il mesure en moyenne environ 1,5 m de long pour 4 cm de diamètre. Parce qu'il assume des fonctions physiologique, immunitaire et digestive essentielles, ton côlon est crucial à ta santé. En conséquence, si tu veux bénéficier d'une santé et d'un équilibre optimal, il t'est nécessaire d'en prendre le plus grand soin. Voici quelques conseils :

- o Alors que trop de médecins en prescrivent ''au cas où'' dans de très nombreuses situations où ils sont complètement inutiles, ne prends des antibiotiques qu'exclusivement s'ils te sont indispensables. Évite aussi d'en prendre indirectement par la consommation d'animaux issus de l'élevage intensif. Des animaux que les éleveurs, à titre préventif, gavent massivement d'antibiotiques qui se retrouvent au final dans ton assiette. (Pour rappel, antibiotiques signifie anti-bactéries, y compris celles qui sont essentielles à la santé.)

- o Une fois par semaine, saute le repas du soir. Ainsi, en ne mangeant rien de 14 heures à 7 heures le lendemain matin, tu offriras à ton côlon un temps de repos qui lui sera très bénéfique.

- Pratique une séance d'hydrothérapie une à trois fois par an.[25]

- Offre-toi régulièrement des cures de probiotiques.[26] Personnellement, j'utilise le plus souvent ceux de la marque Udo (http://www.udoschoice.com) mais tu peux en trouver d'excellents en allant dans n'importe quelle pharmacie. Ce qui te permettra d'ailleurs de discuter avec un pharmacien des différentes variantes qui existent ainsi que de celles qui seraient le mieux adaptées pour toi dans l'éventualité où tu ne t'y connaîtrais pas en probiotiques.

Principe 13 - Médite régulièrement

Notre monde est devenu excessivement complexe. Nous vivons dans des environnements ultra connectés où des flux d'informations massifs nous inondent en permanence. L'invasion dans nos vies de toute cette technologie qui était censée nous libérer pousse au contraire l'humanité dans les bras d'une épidémie de stress, de dépression et d'anxiété comme elle n'en a jamais vécue. Quels qu'ils soient et où qu'ils vivent, presque tous les êtres humains expérimentent aujourd'hui des vies compliquées et déséquilibrées. Mais le pire reste à venir car au rythme exponentiel où vont les choses, nos enfants vont hériter de ce même monde puissance 10 et il y a fort à parier que dans quelques décennies, une très grande majorité d'entre eux imploseront intérieurement.

La solution -peut-être la seule- pour arriver à garder un minimum d'harmonie et de stabilité personnelle est une déconnexion régulière de ce monde ultra rapide pour se reconnecter avec soi-même par la méditation. Pratiquée régulièrement, la méditation t'apportera de nombreux effets positifs. Elle produit un état de paix et de bien-être, réduit le stress, te permet de mieux canaliser ton impulsivité et ta colère, augmente ta capacité de résilience et contribue à te créer plus d'harmonie dans ta relation affective. Méconnue et peu pratiquée par le grand public, la méditation est un outil gratuit et accessible à tous qui va te permettre d'augmenter considérablement ton niveau de satisfaction dans la vie. Un outil que nous avons aussi, si nous sommes parents, la responsabilité de partager à nos enfants, dès leur plus jeune âge, afin qu'ils aient une chance de mentalement survivre à ce futur ultra complexe et ultra connecté qui s'annonce.

Plusieurs formes de méditation existent. Pour démarrer très facilement, si tu n'en as jamais fait, tu peux commencer en t'offrant au moins une fois par jour un silence contemplatif. Pour essayer, tu n'as ni besoin de matériel, ni d'être compétent en quoi que ce soit. Il te suffit de te poser dans un endroit calme pendant quelques minutes, de faire silence et de contempler, sans jugement, le monde en toi et autour de toi. Quand que ce soit et où que tu sois, reconnecte-toi au moment présent, à toi-même et au réel. Amène le calme dans ton esprit et sens l'énergie qui vibre en toi. Respire profondément avec le bas du ventre. Abaisse ton rythme cardiaque. Ressens ta respiration. Mets tes deux mains sur ton cœur et entends-le battre en toi. Visualise tous les mouvements, des plus infimes aux plus évidents, que la vie fait vibrer à l'intérieur de toi.

Observe ce qui se passe autour de toi, cela peut-être n'importe quoi : les gens qui passent, les voitures, le vent dans les arbres, les nuages, les presque imperceptibles mouvements de l'eau du verre posé sur la table devant toi... Ressens-en les vibrations et absorbes-en toutes les émotions positives. Ferme les yeux et écoute les bruits. Tous les bruits. Ceux qui dominent, mais aussi tous les autres, ceux qui, lointains, ne sont d'habitude perceptibles que par ton subconscient. Écoute-les. Ressens-les. Vis-les. Prends ton temps pour faire tout cela, car tu n'es pas pressé. D'ailleurs, puisque l'on parle du temps, déconnectes-en toi. Sors de ton mental, ne vis ni dans le passé ni dans le futur, mais ressens le présent. Vis le moment présent.

« Cherche un arbre et laisse-lui t'apprendre le calme. »

Eckhart Tolle

Où que tu sois et quelles que soient les circonstances de ta vie, tu peux décider de t'offrir au moins une fois par jour un silence contemplatif. Même s'il n'y a pas de règles absolues concernant la durée minimale d'un tel silence, prendre au moins 10 à 20 minutes pour lui est toutefois un bon début. Et ne me sors pas l'excuse du "Je n'ai pas le temps.", car si tu n'as pas 10 minutes pour toi, alors tu n'as pas de vie. Et si c'est réellement le cas, alors il est vraiment urgent que tu te poses.

Et si tu décidais d'intégrer cette habitude à ta vie ? Que penses-tu, par exemple, de commencer immédiatement ? Où que tu sois, stoppe maintenant ta lecture, pose ton livre et expérimente quelques minutes de silence contemplatif…

.
.
.
.
.
.
.
.
.
.
.
.
.
.
.
.
….

Comme variante au silence contemplatif, tu peux aussi prendre le temps d'une marche solitaire et silencieuse dans la Nature. À la montagne, dans la forêt ou sur une plage déserte, cette marche serait elle aussi contemplative et n'aurait aucun autre but que celui d'être, d'observer, d'écouter, de sentir, de ressentir et de te reconnecter avec la Nature et avec toi-même. De vivre le moment présent.

Pour méditer, tu peux aussi simplement t'assoir en tailleur dans un endroit calme, les paumes des mains posées sur tes genoux en direction du ciel, fermer les yeux et respirer profondément. Focalise sur ta respiration et ressens-la pénétrer et ressortir de ton corps. Répète en silence le mantra "So ham" -qui signifie "Je suis l'Univers" en Sanskrit.[27] Évade-toi de ton mental et laisse-toi partir. L'un des avantages de la méditation est que tu ne peux pas te tromper. Tu ne peux pas "mal" méditer. Ce qui est, est et c'est parfait. Parfois, lorsque tu médites, il arrive que ton corps et/ou ton mental reprennent le contrôle. Dans ces cas-là, ne te prends pas la tête et lâche prise en focalisant de nouveau sur ta respiration et ton mantra.

Il existe de nombreuses façons de méditer, à toi de les découvrir et de choisir celles qui te conviennent le mieux. En ce qui me concerne j'ai débuté avec les méditations guidées de Deepak Chopra pour qui j'ai une affection particulière (Pour les découvrir, va sur YouTube et tape : "Deepak Chopra méditation en français") mais il en existe une multitude d'autres que tu trouveras sans aucune difficulté sur le net.

La méditation est un thème à la fois vaste, complexe, sans limite et accessible à tous. Si tu veux l'approfondir, il existe une multitude d'ouvrages et d'outils qui peuvent t'aider à le pénétrer. Pour débuter, je te conseille notamment le livre "Méditer, jour après jour" de Christophe André et/ou l'application "Mindfullness with Petit BamBou".

« La méditation est l'art majeur de l'être humain. »

Jiddu Krishnamurti

Partie 3

—

Les 13 principes spécifiquement liés à l'alimentation

En parallèle à tous ces principes qui, si tu les mets en application, amélioreront incontestablement ta santé et ton bien être, il est indispensable d'avoir une alimentation qui te construise plutôt qu'une alimentation qui te détruise.

Le sujet de l'alimentation est tellement complet et complexe qu'il mériterait plusieurs livres de 500 pages à lui tout seul. Toutefois, étant l'un des piliers principaux de la santé et de l'énergie, je vais en synthétiser ici les bases essentielles. Je vais t'offrir un résumé de ma vision d'une alimentation optimale en te partageant ma manière de penser la nutrition, les principes auxquels je crois et mes habitudes alimentaires principales. Un fonctionnement basé sur 13 principes qui me semblent sains, logiques et cohérents. Malgré cela, comme tu vas le voir, nombre de ces principes vont à l'encontre de certaines des croyances les plus répandues. À toi d'en penser ce que tu as envie d'en penser et de décider de les appliquer ou pas. Car là encore, tu es seul responsable de tes décisions.

Principe 1 - Mange beaucoup de fruits et de légumes, surtout des légumes

Puisque 70% à 80% de ton corps est composé d'eau -une proportion qui varie en fonction de l'âge et diminue avec les années- ne serait-il pas logique que 70% de ton repas le soit aussi ? Les fruits et les légumes regorgent d'eau, une eau vivante puisque les fruits et les légumes le sont aussi. Et lorsque tu en manges, c'est toute la vie contenue en eux que tu fais voyager dans ton corps, ce qui le nettoie, le fortifie et le purifie.

Reprends la liste que tu as fait plus haut, celle où tu inscrivais tout ce qui a franchi tes lèvres au cours de ces dernières 24 heures et interroge-toi. Factuellement, quel est le pourcentage d'eau présent dans ton alimentation quotidienne ?

Au _____ / _____ / 20 _____ , le pourcentage d'eau est présent

dans mon alimentation quotidienne est de : _____ %.

Au lieu des 70% nécessaires, le repas d'un occidental moyen est composé de seulement 15 à 25 % d'aliments riche en eau. Dans l'intérêt de ta santé, il te serait judicieux ne pas faire partie de la moyenne. Si c'est le cas, il est toujours temps de prendre la décision de changer et d'élever ce pourcentage. Pour cela, il te suffit d'intégrer à ta vie quelques habitudes simples. En voici quelques-unes :

- o Prends des fruits, des jus de fruits frais ou des jus de légumes frais au petit dèj.

- o Au moins trois fois par semaine, prends un avocat en entrée (ou avec ton entrée).

- o Accompagne toujours ton plat principal d'une salade verte.

- o Quoique qu'il arrive, prends toujours des légumes, idéalement verts, avec tes repas. (petit rappel : Les frites ne sont pas des légumes.)

- o Lorsque tu prends une consommation dans un café, commande une orange pressée.

- o Lorsque tu as besoin d'un en-cas dans l'après-midi, mange un fruit.

- o Va à la Bio coop et découvre et achète cette multitude de fruits et légumes qui te sont inhabituels, voire inconnus. Trouve sur Internet comment les cuisiner et goûte-les. Si tu les aimes, intègre-les à ton alimentation.

Pourcentage d'eau contenue dans les principaux fruits et légumes[28] **:**

- o dans le concombre et la laitue iceberg : 96%
- o dans la tomate 95%
- o dans la pastèque et la fraise : 92%
- o dans le pamplemousse, le brocoli, le chou, le chou-fleur, le poivron et les épinards : 91%
- o dans la framboise, l'ananas, la prune, la pêche, l'orange, l'abricot, la carotte : de 85 à 87%
- o dans la pomme, la cerise, le raisin et la poire : de 81 à 84%
- o dans la banane : 64%

Principe 2 - Élimine les pesticides et les OGM de ton alimentation

Manger des fruits et des légumes en quantité suffisante est crucial à une bonne santé. Mais manger des fruits et des légumes, c'est bien. Les manger Bio -c'est-à-dire sans OGM, ni pesticides-, c'est carrément mieux.

- <u>Parlons des OGM tout d'abord</u>

Un OGM (Organisme Génétiquement Modifié) est un organisme vivant dont le patrimoine a été modifié par l'intervention humaine. C'est assez récemment, en 1994, que la première plante génétiquement modifiée est commercialisée : la tomate "flavr savr". En 1995, nos sympathiques amis de Monsanto commercialisent notamment aux États Unis un soja "Roundup Ready" résistant à l'herbicide non sélectif Roundup. Pour expliquer simplement le concept, le soja est génétiquement modifié et donc programmé pour résister au pesticide Roundup qui, lui, exterminera absolument tout le reste. Ce qui rend le processus d'une efficacité redoutable puisque qu'il suffit alors de planter ces semences brevetées en monocultures pour ensuite les asperger massivement de glyphosate. Cela empêchera tous les parasites potentiels de les abîmer puisqu'ils seront tous joyeusement décimés par le poison. Si on fait l'impasse sur la santé ainsi que sur la destruction des terres arables et de la biodiversité, le duo OGM/pesticides est parfait pour les agriculteurs. Il leur offre une production plus prévisible et plus rentable …à court terme.

Depuis l'émergence des OGM en 1994, ce sont des centaines de plantes génétiquement modifiées qui ont été commercialisées dans le monde par une poignée de multinationales qui se partagent le gigantesque gâteau, notamment : Monsanto, Bayer (Il est à noter qu'en 2016, Bayer rachète Monsanto pour 66 milliards de dollars.[29]), Syngenta, Dupont Pionner et Dow Agrosciences. Et quand je parle d'un gâteau gigantesque, ce n'est pas exagéré. Inexistantes avant 1993, les surfaces cultivées OGM représentent en 2011, soit moins de 20 ans plus tard, 160 millions d'hectares. Bien sûr, des intérêts aussi colossaux entraînent le support d'une puissante armée de lobbyistes pour les soutenir et les faire perdurer. D'ailleurs, de nombreuses études démontrent que les OGM sont aussi sains que les autres productions agricoles. Elles expliquent « qu'aucun effet négatif de leur part n'a jamais été constaté sur la santé et permettent en plus de combattre efficacement la mortalité infantile due à la malnutrition. »

Pourtant, en 2012, un groupe de scientifiques sous la direction de Gilles-Éric Séralini publie dans la revue américaine "Food and Chemical Toxicology" un article intitulé « Long term toxicity of a Roundup herbicide and a Roundup-tolerant genetically modified maize ». Ils y affirment que l'ingestion de maïs génétiquement modifié NK 603 et/ou de l'herbicide Roundup a des effets tumorigènes et toxiques.[30]

Alors que cet article est accompagné d'une forte couverture médiatique, rapidement de nombreux scientifiques critiquent la méthodologie et les conclusions de l'étude. S'appuyant sur les avis des autorités sanitaires belge, allemande, danoise, française, italienne et néerlandaise, l'Autorité Européenne de Sécurité des Aliments (EFSA) estime que cette étude est de qualité scientifique insuffisante pour des évaluations de sécurité. Fin 2013 la revue retire l'étude, constatant que les résultats, même s'ils ne sont pas frauduleux, ne soutiennent pas les conclusions des auteurs et ne permettent aucune conclusion.[31] Est-ce sous la pression des lobbies ? Ce qui est sûr, c'est qu'il a été découvert que certains experts se présentant comme indépendants et intervenant dans le débat public ont été financés -directement ou indirectement- par des multinationales de l'industrie agroalimentaire telle que Monsanto. Et bien sûr, tous ces "experts" militent en faveur des OGM et concluent à l'absence de danger ou d'effet particulier pour la santé humaine ou animale.

Pour ma part, puisqu'en tant que consommateur je peux choisir ce que je mange, je préfère écouter mon instinct et mon expérience. Ils me glissent à l'oreille que devant des centaines de milliards d'euros de chiffre d'affaires cumulés sur plusieurs décennies accompagnés du pouvoir colossal qu'offre celui de nourrir l'immense majorité de la population terrestre, certaines multinationales n'auraient aucun scrupule à mentir un peu -ou même beaucoup. Surtout quand on connaît leurs méthodes et leurs agissements passés. (Pour un aperçu de la partie immergée de l'iceberg, tape « scandale Monsanto » sur Google.)

Je préfère aussi écouter mon intelligence qui me rappelle naïvement que, pour en arriver là où elle en est aujourd'hui, la vie a subi une très lente évolution de près de 3,8 milliards d'années. Un bouleversement du vivant aussi radical qui se produit en moins de 30 ans peut-il se faire sans enclencher certaines conséquences biologiques et sanitaires à moyen et long terme ? Je ne le crois pas. Ce qui signifie que même dans le cas où les résultats des études déjà entreprises sur les OGM sont sincères et non bidonnés -ce dont je doute-, il est quasi certain que de nombreuses conséquences de l'utilisation à long terme des OGM ne soient pas encore décelables. En effet, la durée d'observation est extrêmement courte (depuis 1994, soit moins de 30 ans) si on la compare à celle de l'évolution de la vie sur Terre (soit environ 3 800 000 000 d'années).

En ce qui me concerne, j'évite donc de prendre des OGM et d'en donner aux gens que j'aime, notamment les enfants.

- <u>Parlons des pesticides ensuite</u>

Le concept du pesticide est très simple : c'est une formule chimique complexe destinée à exterminer la vie. Et ça marche ! Ça tue tous les insectes qui vivent, eux aussi, grâce aux récoltes. Ça contribue à l'extinction des abeilles, principaux pollinisateurs et maillon indispensable du cycle de la vie. Et ça décime le vivant enfoui dans nos sols. Car oui nos sols sont vivants : dans une seule poignée de terre se trouvent des milliers d'animaux microscopiques ainsi que des milliards de bactéries. Et c'est cette vie cachée dans la terre qui permet l'émergence du monde végétal.[32] Les sols fertiles sont l'un des indispensables maillons du cycle de la vie et nous les tuons à coup de millions de tonnes de produits chimiques toxiques déversés chaque année dessus. Des épandages qui raréfient ainsi chaque jour un peu plus les terres arables disponibles alors que la population globale de la Terre augmente…

Et donc, pour en revenir à ta santé, c'est cette chimie volontairement créée pour tuer que tu avales aussi lorsque tu manges un fruit ou un légume issu de l'agriculture intensive. Si tu veux en savoir plus sur le monde fabuleux des pesticides, je t'invite à découvrir le film "Notre poison quotidien" réalisé par Marie-Monique Robin. À l'heure où j'écris ces lignes, il est disponible gratuitement sur YouTube.

Pour résumer mon point de vue concernant les OGM et les pesticides, je n'achète pour ma part que des fruits et légumes Bio et je ne peux que te conseiller d'en faire autant. Idéalement produits localement -pour limiter le transport et ainsi ton impact sur les écosystèmes de notre planète-, achète-les de préférence dans des petits supermarchés Bio et non dans les enseignes de grande distribution qui les enrobent d'une quantité de plastique colossale.

Principe 3 - Évite au maximum la nourriture industrielle

Pizzas surgelées, plats préparés, pains de mie, sauces, crèmes desserts, bonbons, biscuits, sodas…etc. En plein essor depuis les années 70, la nourriture industrielle envahit chaque jour un peu plus notre quotidien et prend chaque année une part plus importante dans notre alimentation. Mais si l'on prend le temps d'étudier un peu la chose, on s'aperçoit facilement qu'au-delà des jolies étiquettes colorées, la composition de ce type de produits est très souvent de mauvaise qualité et, dans l'immense majorité des cas, faite à base d'ingrédients toxiques pour la santé.

En effet, les industriels ont inventé une panoplie incroyable d'additifs alimentaires pour conserver plus longtemps les produits, améliorer artificiellement leur goût et leur donner des couleurs plus alléchantes. On y rajoute bien sûr aussi beaucoup de sel et de sucre. Le sucre qui, pour les industriels, a cette double qualité d'être un incroyable exhausteur de goût et un composant terriblement addictif. Et puisqu'il n'y a pas de petites économies, on remplacera le sucre par du maïs distillé -qui revient à 30% moins cher- désigné notamment par le terme plus vendeur de "sirop de glucose-fructose". Un "sirop de glucose-fructose" que le corps humain a du mal à gérer et à évacuer correctement, faisant de lui l'un des principaux facteurs de l'épidémie mondiale d'obésité.[33]

À cela s'ajoutent bien sûr les OGM et pesticides utilisés pour la production des matières premières ainsi que, si ces aliments industriels contiennent des animaux, les résidus d'hormones de croissance et d'antibiotiques dont ils ont été gavés. Sans parler du stress de l'animal et de l'énergie spirituelle négative emmagasinés lors des conditions abominables de sa mort en abattoir. Un stress et une énergie malsaine que tu ingères en même temps que tes lasagnes surgelées...

Et enfin, tu saupoudres de ce cocktail nocif toutes les substances contenues dans les emballages, comme le bisphénol A. Le top du top, si tu veux vraiment jouer à fond la carte de l'intoxication, étant de réchauffer ton plat directement dans son emballage plastique au micro-ondes.

Très régulièrement, de nombreuses études alertent l'opinion sur les dangers de l'alimentation industrielle. Un exemple parmi beaucoup d'autres est cette étude française du 11 février 2019 publiée par L'EREN (Équipe de Recherche en Épidémiologie Nutritionnelle) dans le Journal de l'Association Médicale Américaine "Jama Internal Medicine" qui démontre les conséquences sur la santé des aliments ultra transformés. Une augmentation de 10 % de leur proportion dans l'alimentation est associée à une hausse de 14 % de la mortalité.[34] Ce genre d'études alarmistes, fait un petit effet auprès de l'opinion publique lorsqu'elle sort, mais retombe dans l'oubli quelques jours plus tard, l'immense majorité des gens étant enfermés entre leurs vies à 100 à l'heure, un budget souvent serré et des habitudes -voire des addictions- alimentaires profondément ancrées dans leur programme personnel.

Et si tu décidais de ne pas être comme l'immense majorité des gens en évitant au maximum cette nourriture industrielle toxique et omniprésente dans nos sociétés ? Voici quelques conseils :

- o Lorsque tu vas faire tes courses, achète plus de produits frais et moins de produits transformés.

- o Prends le temps de te faire toi-même la cuisine quand tu le peux.

- o Quand tu vas au restaurant, fais en sorte d'éviter les endroits où ils te servent des plats industriels déjà tout préparés achetés chez "Metro"[35] comme cela se fait malheureusement de plus en plus.

- o Lorsque tu ne peux pas faire autrement que de manger de l'alimentation industrielle, préfère impérativement la qualité à la quantité. Prends le temps de lire les compositions sur les emballages en y décodant ce qu'il y est écrit et évite systématiquement toutes les marques bas de gamme les moins chères. Ne perds jamais de vue que si elles ne sont pas chères, c'est notamment parce qu'elles sont la plupart du temps composées d'ingrédients de merde (ce qui ne veut pas pour autant dire qu'un produit cher est obligatoirement synonyme de qualité).

Principe 4 - Élimine de ta vie la junk food

En anglais, le mot "junk" se traduit, au choix, par déchet, camelote ou encore ordure, d'où l'expression anglaise junk food qui signifie malbouffe. Tout est dit !

Manger de la "junk food", c'est contrevenir en un seul coup aux trois principes précédemment mentionnés :

Principe 1 - Mange beaucoup de fruits et de légumes, surtout des légumes

Principe 2 - Élimine les pesticides et les OGM de ton alimentation

Principe 3 - Évite au maximum la nourriture industrielle

Symbole absolu de la Junk food et de la mondialisation, McDonald's, c'est près de 40 000 restaurants au travers le monde avec un rythme d'ouverture quotidien de plusieurs nouvelles enseignes. Chaque année, ce sont des milliards de "repas" qui sont vendus par McDonald's à travers l'ensemble de ses restaurants. Je t'invite à stopper ta lecture quelques secondes pour prendre le temps de réaliser l'importance de ces chiffres et de réfléchir à toutes les conséquences que cela peut avoir.

Je te parle ici de McDonald's car cette société est à la junk food ce que Michael Jackson est à la musique Pop. Toutefois, il existe des centaines d'autres enseignes -petites, moyennes ou grandes- aussi nocives et sur lesquelles on pourrait tenir plus ou moins le même discours (une pensée spéciale pour Burger King, KFC et Domino's Pizza). Des enseignes toxiques dont de nouvelles adresses fleurissent quotidiennement partout sur notre planète. Mais revenons-en à McDonald's. Non seulement McDonald's réussit la prouesse de réunir en une seule société une très large panoplie de tout ce que propose de malsain une multinationale nuisible du 21ème siècle -manipulation de masse, pratiques environnementales désastreuses[36], exploitation sociale et optimisation fiscale agressive et abusive[37]. Mais, en plus, McDonald's contribue aussi grandement à l'explosion mondiale de l'épidémie d'obésité, du nombre de cancers ainsi que celle des problèmes d'insuffisance cardiaque, d'hypertension et de diabète. Certains scientifiques affirment même que consommer de la junk food pourrait avoir des conséquences sur le fonctionnement même du cerveau.[38] Car oui, en allant au McDonald's, tu manges des menus préparés à base d'ingrédients bas de gamme composés d'OGM, de pesticides, de sucre, de sel, de gras (de beaucoup de gras), d'huile bas de gamme (notamment utilisée pour la friture), de colorants, d'édulcorants, de stabilisateurs, de conservateurs et de centaines d'animaux dont la vie n'a été qu'abomination et maltraitance. Si si, tu as bien lu, des centaines, car probablement ne le sais-tu pas, mais dans le steak haché de ton burger se trouve des morceaux de (jusqu'à) 400 vaches différentes ![39] S'il te plaît, là encore, stoppe ta lecture quelques instants et prends le temps de réfléchir à ce que tu viens de lire et de réaliser ce que cela signifie vraiment.

Le savais-tu ?

Dans le steak haché de ton burger, il y a des morceaux de (jusqu'à) 400 vaches différentes ![58]

Malgré tous ces inconvénients, une communication habile, vicieuse et omniprésente de l'entreprise a réussi à rendre accro à cette nourriture toxique une grande partie de la population mondiale. Elle va notamment jusqu'à sponsoriser les grands événements sportifs mondiaux comme par exemple, depuis 1968, les Jeux Olympiques. Une subtile association de McDonald's avec le sport et donc, inconsciemment, à la santé.

Mais la partie la plus redoutable -et la plus dégueulasse- de toute leur stratégie marketing est incontestablement celle concernant la fidélisation des générations futures. Ils accrochent les enfants dès le plus jeune âge -il n'est pas rare de voir des enfants de 4 ans dans un

McDonald's- grâce à un mélange habile de clown joyeux et sympa, de publicités attrayantes qui se glissent entre deux dessins animés, de menus "enfants" addictifs accompagnés de cadeaux en plastique coloré, d'organisation de fêtes d'anniversaires ainsi que d'espaces-jeux qui leur sont spécialement dédiés et où ils peuvent s'amuser entre eux. Il ne manque à ce cocktail particulièrement bien élaboré qu'un seul élément pour catalyser l'ensemble : des parents complices qui, soit sont mal informés sur les dangers de la malbouffe, soit succombent aux demandes de leurs enfants en leur donnant ce dont ils ont envie plutôt que ce dont ils ont besoin... À titre personnel, je crois que c'est une mauvaise chose d'intégrer la junk food dans l'éducation de nos enfants et qu'il est de notre responsabilité morale de les en préserver au maximum en leur expliquant pourquoi c'est nocif.

Si tu fais partie de cette rare catégorie de personnes qui n'a pas peur d'ouvrir les yeux et que tu veux découvrir l'envers du décor de l'industrie des fast-foods, leur impact sur la santé et leur modèle économique global, je t'invite à découvrir les films "Super Size Me" et "Fast Food Nation".

En conclusion de cette partie sur la junk food, voici un conseil simple mais crucial pour ta santé : élimine la malbouffe de ta vie ! Si tu veux manger un burger, pourquoi pas, mais dans ce cas, n'empoisonne pas ton corps. Cuisine-le toi-même en sélectionnant avec soin des ingrédients de qualité ou va dans un vrai restaurant qui en proposera sur sa carte, mais élaboré, là aussi, dans une logique qualitative.

Principe 5 - Choisis avec sagesse la composition de ton petit déjeuner

Comme je l'évoquais il y a quelques pages de cela, casser le jeûne de la bonne façon est crucial pour bien démarrer sa journée et maximiser sa santé et son énergie. En conséquence, ce que tu vas choisir de mettre dans ton assiette le matin est déterminant. Tu dois sélectionner des choses qui te donnent de l'énergie et éviter celles qui t'intoxiquent. Et, au-delà du choix des aliments en eux-mêmes, il te faut choisir en petite quantité des denrées de la meilleure qualité. Si tu veux quelques idées, voici mon rituel alimentaire matinal quotidien :

Dès mon réveil, je bois un grand verre d'eau pour hydrater mon corps suivi d'un citron pressé pour l'alcaliniser (suivi ensuite d'un autre verre d'eau afin que l'acide citrique n'abîme pas mes dents).

Ensuite, lorsque vient le moment du petit dèj :

- o Je me fais des jus de fruits ou de légumes frais. (Perso, mon préféré est concombre/céleri/fenouil accompagné d'un peu d'huile de la marque UDO' Oil)

- o Je prends un thé vert.

- o Je mange quelques fruits à coques genre amandes, noisettes, noix de cajou et/ou noix du brésil.

- o Je mange quelques baies de goji, figues ou abricots secs.

- o Je prends 4/5 comprimés de spiruline.

Ensuite, si j'ai encore faim je prends, selon mes envies et le contexte :

- o une salade de fruits frais

- o des flocons d'avoines avec du lait végétal (amandes, avoine, riz, noisette, épeautre...etc.)

- o des graines de chia avec du lait de coco

- o des tartines de pain avec du miel Bio de qualité

- o des galettes de maïs ou de riz (sans sucre) avec du miel Bio de qualité

- un smoothie à base de fruits frais et de lait végétal

Dans la mesure du possible, tout ce que je mange est bien sûr Bio et de la meilleure qualité possible.

Dans tous les cas, j'évite :

- le sucre
- le lait de vache
- les céréales industrielles
- les confitures, surtout si elles sont industrielles
- les croissants et autres viennoiseries, surtout s'ils sont industriels
- les gâteaux et biscuits, surtout s'ils sont industriels
- le café
- le fromage
- la charcuterie
- et d'une manière générale, tout ce qui peut me boucher et m'intoxiquer le corps dès le réveil…

Principe 6 - Élimine ou tout au moins réduis drastiquement l'alcool

Quels que soient les pays et les cultures, l'alcool est omniprésent dans la vie d'une grande majorité de personnes. L'alcool est associé à un moment de décompression et de convivialité -voire à de la virilité, ce qui est factuellement débile- et coule souvent à flot que ce soit à l'apéro, pendant les repas, en digestif ou en soirée.

Or l'alcool, surtout lorsqu'il est consommé en trop grande quantité, possède cinq problématiques majeures :

- o Sur le moment, il fait perdre le contrôle de soi, ce qui peut parfois avoir de graves conséquences.

- o Il offre le lendemain une gueule de bois pas forcément agréable à gérer.

- o Il est addictif. Plus on en boit, plus on a envie d'en boire.

- o Il est toxique pour le corps et, consommé régulièrement, peut mener à de sérieux problèmes de santé.

- o Chaque verre d'alcool consommé détruit des dizaines de milliers de neurones.[40] Même si quelques dizaines de milliers n'est qu'une minuscule goutte parmi les centaines de milliards que chacun d'entre nous possède, une consommation régulière d'alcool entraînera un cumul qui donnera au final une addition salée. Vu que des neurones c'est potentiellement l'une des choses les plus utiles à posséder, c'est juste profondément stupide de les exterminer volontairement et méthodiquement jour après jour.

« Je suis végétarien et je ne bois pas d'alcool, ainsi je peux faire un meilleur usage de mon cerveau. »

Thomas Edison

Bien sûr, la vie étant un cadeau dont il faut profiter, on peut éventuellement se laisser aller occasionnellement à partager un verre de vin ou une coupe de champagne avec des amis lors d'un événement particulier. Toutefois, boire régulièrement de l'alcool contribue incontestablement à détruire sa santé. À toi de faire les choix que tu penses être les meilleurs pour toi et pour la personne que tu veux devenir.

Principe 7 - Élimine ou tout au moins réduis drastiquement le sucre transformé

Pendant la quasi-totalité des sept millions d'années où le genre humain -toutes espèces confondues- a habité la Terre, le sucre était une denrée saisonnière rare qui provenait uniquement des fruits mûrs et du miel, et ce y compris depuis l'avènement de l'Homo sapiens il y a quelques 300 000 ans. Cette rareté du sucre a, semble-t-il, eu un impact sur l'évolution des hominidés : dès qu'ils en trouvaient, par exemple en croisant un prunier, le mieux qu'ils avaient à faire était d'en manger de suite le maximum possible avant que d'autres animaux ne tombent dessus et mangent ce qu'il reste. Un programme qui est aujourd'hui toujours en notre for intérieur : dès qu'on mange du sucre, on déclenche en nous quelque chose qui nous donne envie d'en manger encore plus. Ce n'est qu'au 16ème siècle que le sucre a commencé à arriver plus massivement sur les tables de la bourgeoisie européenne, la production de canne à sucre étant d'ailleurs, au passage, l'une des principales causes de l'esclavage et du commerce triangulaire.[41] D'abord produit de luxe rare et très cher, le sucre s'est plus tard démocratisé pour devenir aujourd'hui financièrement ultra accessible et par conséquent omniprésent dans nos sociétés. En France, au cours du 20ème siècle la consommation annuelle de sucre raffiné est passée de 2 à 35 kilogrammes par personne. Et en ce début du 21ème siècle, le sucre -et surtout ses nombreuses variantes comme le sirop de glucose-fructose- se retrouve partout dans notre alimentation, et pas seulement dans les produits sucrés. En fait, vu que le sucre est aussi un exhausteur de goût, les industries de l'agroalimentaire l'utilisent à tour de bras. Des plats surgelés à la sauce tomate pour pizza, près de 80% des produits alimentaires vendus aujourd'hui en grandes surfaces en contiennent. Et ce sucre qui a insidieusement envahi notre quotidien est non seulement mauvais pour la santé, mais il est en plus ultra addictif.

Il est mauvais pour la santé, car une consommation régulière de sucre transformé (c'est-à-dire tous les sucres excepté le miel ainsi que celui que l'on trouve à l'état naturel dans les fruits) expose à des risques d'obésité, de stéatose hépatique (un foie gras) ainsi que de diabète de type 2 (sans oublier bien sûr que le sucre abîme aussi les dents). Le pire des sucres transformés étant incontestablement le sirop de fructose-glucose -aussi appelé isoglucose ou "high fructose corn syrup" (HFCS). Plus sucrant et moins cher que le sucre "classique" extrait de la betterave ou de la canne, on le retrouve dans plus de 70% des sodas et produits industriels. Le problème étant, comme l'explique si bien William Reymond dans son livre "Toxic : Obésité, malbouffe, maladies… Enquête sur les vrais coupables", que « non seulement ce "sirop" n'est pas assimilé par l'organisme, mais qu'il contourne en plus le sentiment de satiété de notre cerveau. En gros, notre cerveau ne le reconnaît pas et ne nous envoie pas de message de mise en garde lorsque nous le surconsommons. »

Mais en plus d'être mauvais pour la santé, le sucre est aussi ultra addictif. Parmi les études qui se sont penchées sur la dépendance au sucre, une longue série d'expériences réalisées en 2007 par Magalie Lenoir, Fushia Serre et Lauriane Cantin démontrent que le sucre possèderait un pouvoir addictif supérieur à celui de la cocaïne.[42] Dans ces expériences, une centaine de rats avaient le choix entre une boisson sucrée et des doses croissantes de cocaïne. Le résultat est sans appel : sur 100 rats testés, 94 préféraient largement le goût sucré à la cocaïne, 4 rats étaient indifférents et 2 avaient une légère préférence pour la cocaïne.

Doit-on vraiment croire que le sucre est plus addictif que la cocaïne ? Pour ma part, j'ai été accro pendant de nombreuses années à l'un comme à l'autre. M'étant aujourd'hui complètement sevré des deux, je ne peux que garantir -de par mon expérience personnelle- que même si arrêter la cocaïne a été pour moi un réel défi, cela a été nettement plus facile que d'arrêter définitivement de consommer du sucre. D'autant plus qu'omniprésent dans nos sociétés, il est partout en vente et en consommation libre.

Si tu ne me crois pas concernant le côté addictif du sucre, je t'invite à faire le test sur toi-même en essayant de t'en passer complètement pendant un mois. Excepté celui contenu dans les fruits qu'il te faut évidemment continuer à manger régulièrement, décide de ne plus consommer de sucre -que ce soit directement ou indirectement- durant une période de 30 jours. Tu traverseras une première période très compliquée à gérer où tu expérimenteras une réelle sensation de manque, tant physique que psychologique. Une fois cette période terminée, tu rentreras dans une phase où tu auras de moins en moins envie d'en consommer. Toutefois, si à ce moment tu en remanges ne serait-ce qu'un petit peu, tu enclencheras alors une envie d'en reprendre qui, si tu y succombes, te donnera envie d'en manger encore plus et ainsi de suite jusqu'à replonger dedans. Exactement comme pour n'importe quelle drogue dure...

Si tu veux en savoir plus sur le sucre, son impact nocif sur la santé ainsi que sur son côté addictif, prends le temps de regarder le film "Sugarland" de Damon Gameau. Un film brillant qui nous fait réaliser la place que prend le sucre dans nos vies et nous fait réfléchir à la possibilité d'en réduire -voire d'en stopper- complètement la consommation.

La prédiction de Marie-Antoinette : Pour se moquer des paysans pauvres qui réclamaient du pain, la légende raconte que Marie Antoinette aurait lancé à sa cour : « S'ils n'ont pas de pain, alors qu'ils mangent de la brioche ! ». Beaucoup pensent que cette anecdote est vraie, ce qui d'après les historiens, ne semble pas être le cas.[43] Toutefois, si cette phrase -très probablement rentrée dans la croyance populaire à des fins de propagande- avait réellement été prononcée par cette reine du 18ème siècle, elle aurait été une prédiction d'une précision incroyable sur le futur. Car aujourd'hui, dans la France du 21ème siècle, le peuple se fait quotidiennement -et littéralement- gaver d'une incroyable quantité de sucre par les multinationales de l'agro-alimentaire. Je parle ici des "pauvres" et de la France, car j'en évoquais son ancienne reine et sa prétendue moquerie sur eux. Mais ce phénomène ne concerne pas uniquement les classes populaires françaises qui vont chez Lidl pour acheter une brioche 1ᵉʳ prix bourrée de sucre et d'additifs. Il touche toutes les catégories des populations de tous les pays du monde.

Principe 8 - Élimine ou tout au moins réduis drastiquement la viande

La plupart des Homo sapiens possèdent un lien émotionnel très fort avec le fait de manger de la viande. Un lien émotionnel tellement puissant que l'immense majorité d'entre eux ferment les yeux sur la maltraitance animale inimaginable qui s'opère en coulisses pour assouvir cette consommation[44] ainsi que sur toutes les conséquences sanitaires et environnementales qui en résultent. Pourtant, les données factuelles liées à la consommation de viande existent et sont consultables par tous. Les voici :

Chaque année sur terre, c'est près de 100 000 000 000 (100 milliards) d'animaux terrestres qui sont élevés et tués -majoritairement dans des conditions atroces- pour être mangés par l'Homo sapiens.

Mais en plus de cette maltraitance animale abjecte -parfois même sadique- que notre espèce a institutionnalisée à grande échelle, l'impact sur nos écosystèmes qu'engendre une telle production est catastrophique pour notre planète. Avec notamment :

- o Une déforestation massive de l'Amazonie pour non seulement accueillir les élevages mais aussi la culture du soja génétiquement modifié dont le bétail va être nourri.[45]

- o Une pression colossale sur les ressources hydriques pour abreuver les animaux mais aussi arroser les cultures dont on va les nourrir.

- o Les flatulences de vaches qui rejettent d'énormes émissions de méthane, un gaz à effet de serre 25 fois plus puissant que le CO2. Selon un rapport de la FAO datant de 2013, l'élevage intensif est responsable de 14,5% des émissions de gaz à effet de serre.[46]

- Une intoxication des sols et des nappes phréatiques par leurs excréments.

Si tu veux approfondir le sujet concernant la pollution liée à la production de viande, je t'invite à visionner "Cowspiracy : The Sustainability Secret"[47], réalisé par Kip Andersen.

Et enfin, il s'avère que manger de la viande est néfaste pour notre santé.

Dans son livre "The food revolution : How your diet can help save your life and our world", l'Américain John Robbins démontre qu'une grande consommation de viande a un impact destructeur sur l'organisme en favorisant les maladies de cœur -principale cause de mortalité aux États-Unis- ainsi que les cancers. Il y explique que la viande, la volaille et les produits laitiers sont les principales sources de graisses saturées et de cholestérol dans le régime alimentaire américain alors que le taux de cholestérol présent dans tous les fruits, légumes, graines, légumineuses, noix et autres fruits à coque est quasi nul.

Alors que le risque de décès par crise cardiaque chez l'Américain moyen est de 50%, il n'est que de 4% s'il ne consomme ni viande, ni produits laitiers. Toujours aux États-Unis, où 40% des cas de cancers sont liés au régime alimentaire, les statistiques sont formelles : les femmes qui consomment de la viande tous les jours auront 3,8 fois plus de risque d'avoir un cancer du sein que celles qui en consomment moins d'une fois par semaine. Et en ce qui concerne les hommes, ceux qui consomment quotidiennement de la viande et des produits laitiers ont 3,6 fois plus de risques d'avoir un cancer mortel de la prostate que ceux qui n'en consomment que très rarement.[48]

Mais si manger de la viande est si nocif pour le corps, alors pourquoi entendons-nous partout que c'est indispensable à notre croissance et à notre développement ? En marketing, l'argument le plus efficace de tous les temps est incontestablement : « Si tu n'achètes pas mon produit, alors tu vas mourir ! ». Et cet argument, l'industrie de l'élevage intensif ne se gêne pas pour nous le marteler plus ou moins subtilement en permanence et depuis longtemps. Au point que, pour beaucoup de personnes, « Il faut manger de la viande ! » est une croyance profonde avec laquelle ils sont nés, ont grandi et dont ils ont été en permanence immergés durant toute leur vie d'adulte. Une croyance qu'ils transmettent donc bien logiquement à leurs enfants, la perpétuant ainsi dans le temps.

« Tout le monde mange de la viande parce que tout le monde mange de la viande. »

Tobias Leenaert

Mais la réalité factuelle, c'est que ce n'est pas la viande qui est indispensable à notre croissance et à notre développement mais les protéines. Et des protéines, on en trouve dans les fruits, les légumes, les légumineuses et les fruits à coques tels que les noix, les amandes, les noisettes et les pistaches. Il te suffit donc de remplacer ta consommation de viande par des quantités suffisantes de ce type d'aliments pour non seulement ingérer les protéines nécessaires à ton développement mais pour en plus construire ton corps et ta santé grâce à des aliments vivants (car oui, un légume est vivant) plutôt que des morceaux de cadavres. Des cadavres dont tu ingères aussi, au passage, toutes les énergies négatives liées à leurs vies le plus souvent misérables ainsi qu'au stress de leurs abattages. Je ne vais pas m'étendre ici sur les conditions d'abattages particulièrement atroces qui s'opèrent derrière les murs opaques et insonorisés des abattoirs de nos pays ''civilisés''. Toutefois si tu as le courage de découvrir et de regarder la vérité en face, tape « L214 » sur YouTube.

Pour ma part, cela fait plus de 20 ans que je ne mange plus les animaux. Non seulement pour des raisons de santé mais aussi pour le respect de l'environnement et de leur bien-être. Je crois qu'il est incohérent d'aimer à la fois les animaux et le goût des animaux. J'ai beaucoup d'amis parmi les animaux. En conscience et en toute cohérence, j'ai donc décidé de ne pas participer par mes actions personnelles à ce massacre ignoble et <u>quotidien</u> de plus de 250 millions d'animaux terrestres dont 3 millions rien qu'en France. (À titre de comparaison, le nombre total de morts durant les six ans de la Seconde Guerre mondiale est estimé à environ 50 millions, soit -en quantité de vies enlevées- cinq Secondes Guerres mondiales par jour). Un massacre abominable, massif et institutionnalisé que nos civilisations rationalisent en répandant la croyance que de manger les animaux est naturel, normal et nécessaire, ce qui est factuellement faux.

(Si tu veux approfondir le sujet et comprendre pourquoi c'est effectivement faux, je t'invite notamment à visionner le TED de Mélanie Joy sur le sujet « Toward Rational, Authentic Food Choices | Melanie Joy | TEDxMünchen » sur YouTube. Il est sous-titré en Français.)

« Je crois qu'il est incohérent d'aimer à la fois les animaux
et le goût des animaux. »

Gérald Vignaud

Bien que je ne sois pas dans le jugement de ceux qui en mangent, j'ai donc décidé pour ma part d'éliminer de mon régime alimentaire tous les animaux -qu'ils soient terrestres ou marins- et de puiser ailleurs les protéines dont j'ai besoin.

La seule protéine animale que je consomme encore parfois, ce sont les œufs, mais exclusivement s'ils sont issus de filières dont les poules pondeuses ont été élevées en liberté à l'air libre et nourries correctement, notamment sans pesticides ni OGM. À ce propos, lorsque tu achètes des œufs en France, tu peux facilement connaître les conditions d'élevage des poules grâce au chiffre inscrit sur leur coquille :

- **0** : œufs de poules nourries avec une alimentation biologique et élevées en plein air
- **1** : œufs de poules élevées en plein air
- **2** : œufs de poules élevées au sol (élevage intensif en intérieur mais sans cage - max. 9 poules/m2)
- **3** : œufs de poules élevées en cage ou en batterie (18 poules/m2)

Concernant les œufs, si tu veux respecter ta santé ainsi que le bien-être de l'animal, ne te laisse donc jamais influencer par les magnifiques visuels champêtres dessinés de la boîte, mais fie-toi exclusivement au code inscrit sur les coquilles en prenant évidemment ceux marqués « 0 ».

Pour conclure cette partie sur les protéines animales, je t'invite à visionner "The game changers", le film produit par James Cameron et réalisé par Louis Psihoyos sur ce sujet. Tu découvriras comment certains des athlètes les plus brillants au monde -comme notamment le pilote automobile Lewis Hamilton, le tennisman Nova Djokovic ou encore le joueur de basket Chris Paul- ont surpassé tous leurs concurrents grâce à une nutrition exclusivement basée sur les plantes. Tu entendras Arnold Schwarzenegger -le plus célèbre champion de body building de tous les temps- t'expliquer que l'idée "qu'il faut manger de la viande pour être un homme" n'est que du marketing habilement développé.

Quelques mots à propos des poissons et des crustacés : Soyons clair, d'un point de vue santé, il est nettement plus bénéfique de manger du poisson et des crustacés que de la viande, notamment grâce aux huiles qu'ils contiennent. Ce n'est toutefois pas la solution miracle de remplacement, pour plusieurs raisons.

Puisque c'est le thème de ce chapitre, je commencerai d'abord par les raisons sanitaires. Comme tu le sais peut-être déjà, l'Homo sapiens produit des quantités colossales de plastique (depuis 1950, l'humanité a produit 8,3 milliards de tonnes de plastique -soit 8 300 000 000 000 kilos- avec une production qui augmente chaque jour un peu plus[49]) dont une très grande partie finit dans les mers et océans. L'une des spécificités du plastique est qu'il ne se biodégrade pas mais se micro-fragmente en particules de plus en plus fines qui vont jusqu'au nanomètre. Il se mélange avec le plancton intégrant ainsi, par la base, toute la chaîne alimentaire qu'il remonte jusqu'à se retrouver dans nos assiettes. En mangeant du poisson et des crustacés, tu manges donc aussi du plastique ainsi que tous les additifs et métaux lourds qu'il contient, ce qui est quand même très moyen d'un point de vue santé. D'ailleurs, puisqu'on en parle, sache qu'en 2019, le WWF a mis en ligne une étude réalisée sur le sujet par l'Université de Newcastle en Australie. Le résultat est terrifiant : un être humain lambda mange chaque semaine une moyenne d'environ 5 grammes de plastique, soit l'équivalent d'une carte de crédit.[50]

Mais au-delà de cette problématique de santé, il y a, là aussi, le problème de la maltraitance animale qui resurgit. Dans les immenses chalutiers-bateaux usines isolés en haute mer -et là-bas encore plus qu'ailleurs- le bien-être animal n'est qu'un minuscule détail. Un détail dont absolument tout le monde dans l'industrie de la pêche se contrefout royalement. La dernière heure de vie d'un poisson péché en haute mer n'est que souffrance absolue. Il nage tranquillement avec ses congénères lorsqu'un immense filet l'attrape lui ainsi que l'ensemble de son banc. Une prise phénoménale de plusieurs dizaines de milliers de poissons d'un seul coup ! Lentement le filet chargé de cette multitude de poissons compressés les uns sous les autres remonte du fond de l'océan sans évidemment ne faire aucun palier de décompression. Cela a notamment pour conséquence de leur faire sortir leurs yeux devenus globuleux hors de leur corps. À cette douleur atroce s'ajoute celle liée à leur sortie de l'eau, cet élément indispensable à leur survie. Ils frétillent d'une douleur qui ne s'arrête que lorsqu'ils meurent d'épuisement et de souffrance ou que leur tête soit tranchée dans les niveaux inférieurs du bateau où ils sont immédiatement envoyés pour y être préparés et congelés.[51] La pêche industrielle est d'une brutalité et d'une cruauté extrême et chaque année, on estime à environ 900 000 000 000 (900 milliards) le nombre de poissons qui subissent un sort similaire.

Et enfin, au-delà de la santé et de la maltraitance animale, il y a la destruction des océans. Les méthodes de pêche développées durant ces dernières décennies sont redoutablement efficaces et ultra destructives. Je te laisse découvrir sur Internet les "formidables" atouts de la pêche électrique[52] ou encore du chalutage de fond[53] qui font tous les deux incontestablement partie des pires méthodes de prédation et de destruction de la Nature que l'Homo sapiens a réussi à inventer.

Nos océans vont mal et leurs populations se font décimer à une vitesse bien plus grande qu'elles ne se renouvellent. Alors que la population mondiale -et donc la pression sur les ressources halieutiques- a presque quadruplé depuis la fin de la Seconde Guerre mondiale, certains scientifiques estiment qu'il y a 80% de poissons en moins dans les océans.[54] Dirigée par Boris Worm, l'étude intitulée "Impacts of Biodiversity Loss on Ocean Ecosystem Services" et parue le 3 novembre 2006 dans le magazine "Science" révèle un constat factuel catastrophique : si l'on continue ainsi la surpêche, en 2048, c'est à dire demain, il n'y aura quasiment plus de poissons dans les océans.[55] L'Homo sapiens aura ainsi réussi l'exploit inconcevable de remplacer -en moins de 100 ans- tout le poisson de l'Océan par du plastique.[56]

Relis ces deux dernières phrases, prends le temps de réaliser ce qu'elles veulent dire et réfléchis aux conséquences que cela engendre. Est-ce vraiment le monde que nous voulons offrir à nos enfants ?

Et puisque l'on parle de tes enfants, quel âge auront-il en 2048, lorsqu'ils auront à faire face à cette situation ? Prends le temps d'y réfléchir et d'y répondre :

En 2048, mes enfants auront _____ ans.

Durant ces dernières lignes, je suis sorti du sujet de l'alimentation et de la santé pour parler d'écologie, ce que j'assume pleinement. Mais les deux sujets étant interdépendants, je ne pouvais pas évoquer le fait de manger du poisson et des crustacés sans parler de la destruction méthodique des océans par l'industrie de la pêche. (Pour plus d'infos sur l'impact environnemental de l'industrie de la pêche, jette un œil sur https://www.encyclo-ecolo.com/Pêche_et_surpêche)

Pour ma part, refusant de participer à cette maltraitance animale et à la mort programmée de nos océans, j'ai décidé de ne plus manger ni de poissons, ni de crustacés.

Principe 9 - Élimine ou tout au moins réduis drastiquement le lait de vache

De nombreuses publicités exceptionnellement bien conçues montrent ces vedettes connues et autres mannequins absolument sublimes avec la fameuse moustache blanche à la bouche. Un verre de lait à la main, elles en vantent les bienfaits dans un magnifique sourire. Et ces campagnes marketing sont très efficaces : en ce début du 21ème siècle, il est devenu cool et tendance de boire du lait de vache.

Orchestré par les industriels et formulé par le corps médical et les médias, le mythe du lait s'est construit grâce à un matraquage intensif au point qu'une majorité de personnes en est aujourd'hui convaincue : « Les produits laitiers sont nos amis pour la vie ! » Et non seulement l'industrie laitière a réussi à nous faire croire que les produits laitiers étaient nos amis, mais qu'en plus ils étaient des amis indispensables à notre santé, voire à notre survie. En effet, notre corps en général et nos os en particulier n'ont-ils pas besoin de calcium ?

Si on analyse objectivement les faits, on peut dire que les qualités du lait de vache pour la croissance sont indéniables : il permet au veau de passer de 40 kilos à sa naissance à 450 kilos, lorsqu'il atteint sa maturité physique 2 ans plus tard. À titre de comparaison, un bébé Homo sapiens pèse à sa naissance entre 2,5 et 3,8 kilos pour peser entre 46 et 95 kilos lorsqu'il atteint sa maturité physique 21 ans plus tard… À y regarder de plus près et en comparant -notamment- ces deux courbes de croissance, il est judicieux de se poser la question : le lait est-il aussi bien adapté à l'être humain qu'essaye de nous le faire croire l'industrie laitière ? Ce qui est sûr, c'est qu'en parallèle à celles des organismes officiels -financés en grandes parties par les lobbies de l'industrie laitière-, plusieurs études indépendantes ont récemment été faites sur les effets des produits laitiers. Elles ont démontré que le lait de vache contribue largement à l'ostéoporose, aux problèmes rénaux ainsi qu'à certaines formes de cancer.[57]

Mais si on ne boit pas de lait de vache, qu'en est-il alors du calcium, ce minéral dont notre organisme a impérativement besoin pour de nombreuses fonctions comme le développement des os et des dents, la coagulation sanguine, la transmission des impulsions nerveuses et la régulation du rythme cardiaque ? Contrairement à une idée reçue, le lait et les produits laitiers ne sont pas les seuls à apporter du calcium. Pois cassés, chou, persil, thym, cresson, épinards, blettes, fenouil, figues, algues, soja, graines de sésame sont quelques-uns d'une longue liste d'aliments dans lequel on peut trouver du calcium.[58] Et même s'il est vrai qu'en termes absolus, les produits laitiers contiennent plus de calcium que les végétaux riches en calcium, notre corps absorbe plus facilement et en plus grande proportion celui des végétaux. Par exemple, pour obtenir la même quantité de calcium absorbable fournie par un verre de lait de vache, on peut boire un verre de lait de soja, 2/3 de ce même verre de tofu ou même l'équivalent d'une quantité et demie de ce verre de lait en brocolis.

En conséquence, non seulement le lait de vache peut se révéler être dangereux pour la santé, mais il est loin d'être aussi indispensable qu'on nous le matraque, tant les autres aliments qui contiennent du calcium sont nombreux. De plus, pour faire la cuisine ou prendre le petit déj, les alternatives végétales au lait animal, bien qu'elles soient méconnues, sont nombreuses. Plusieurs marques proposent du lait de quasiment toutes les céréales qui existent : Riz, Amande, Noisette, Soja, Avoine, Épeautre… Un lait qui peut être nature ou aromatisé à la vanille, au chocolat ou à la noix de coco. Consommer du lait végétal offre non seulement une alternative parfaite au lait de vache mais nous permet en plus de démultiplier les possibilités gustatives à notre disposition. La plupart du temps certifiés Bio, ces produits sont doublement bons : pour ta santé et celle de notre planète !

« Je boirai du lait le jour où les vaches mangeront du raisin ! »

Jean Gabin

Principe 10 - Évite les mauvaises graisses et remplace-les par les bonnes

Cela paraît évident mais précisons-le quand même : afin d'être en bonne santé, il faut éviter au maximum les mauvaises graisses. J'entends par ''mauvaises graisses'', toutes les graisses qui ont été transformées en subissant une cuisson. On retrouve ce type de graisse dans une grande partie de l'alimentation industrielle ainsi que dans les fritures. Alors que leurs qualités nutritives sont détruites pendant la cuisson, les graisses transformées deviennent inutilisables et toxiques pour le corps qu'elles acidifient et fragilisent.

Mais ''éviter les mauvaises graisses'' signifie aussi qu'il en existe de ''bonnes''. Des ''bonnes'' graisses qui, elles, sont indispensables au bon fonctionnement de ton corps. Quand je parle de ''bonnes'' graisses, je parle de celles qui ne sont pas transformées et que l'on peut consommer dans leurs formes naturelles. Les meilleurs exemples sont les matières grasses contenues dans les avocats, les noix et les huiles d'olive, d'amande ou de lin. Pour maintenir une santé optimale, il te faut donc en consommer car, lorsqu'elles sont sous leurs formes naturelles et non traitées, les huiles apportent plusieurs contributions majeures pour le corps :

- Elles construisent des membranes cellulaires.
- Elles aident à réguler la production d'hormones.
- Elles augmentent le métabolisme et créent de l'énergie.
- Elles protègent le corps en neutralisant les acides.
- Elles lubrifient le corps et maximisent la mobilité des cellules.

Apporter une huile de qualité à ton corps est essentiel pour ta santé et à ton énergie. De mon point de vue, la meilleure marque d'huile au monde -que je consomme depuis plusieurs années déjà- est incontestablement Udo' Oil. Une bouteille d'huile Udo' Oil est un mélange de plusieurs huiles Bio de la meilleure qualité et production possible et qui possède un dosage d'Oméga 3, 6 et 9 dont les proportions sont idéales. (Plus d'infos sur : http://www.udoschoice.com)

Pour résumer cette partie, c'est assez simple. Pour optimiser ta santé, il te faut d'une part limiter au maximum les graisses transformées et, d'autre part augmenter ta consommation de bonnes graisses. Voici quelques conseils pour t'y aider :

- Évite au maximum l'alimentation industrielle et la junk food bourrées de graisses transformées.
- Remplace le beurre et la margarine (qui sont des graisses transformées) par une huile de qualité.
- Une huile de qualité qu'il te faut choisir avec soin. D'une manière générale, évite les bouteilles en plastique et choisis une huile Bio pressée à froid. A titre personnel, en plus de l'Udo' Oil, je consomme pas mal d'huile d'olive, de lin, de noix et d'argan. J'aime aussi

beaucoup le beurre de noix de coco que je te conseille d'essayer.

- Évite les fritures qui sont l'un des meilleurs moyens d'ingérer en un minimum de temps un maximum de graisse transformée. Si tu veux te préparer des frites, coupe des pommes de terre en morceaux et fais-les cuire au four.

- N'utilise pas d'huile pour la cuisson des aliments et investis plutôt dans des poêles antiadhésives de qualité.

- L'une des façons les plus simples d'augmenter ta consommation de graisses non transformées est de rajouter à chaque repas de l'huile fraiche sur ta salade -en remplacement des vinaigrettes industrielles déjà toutes préparées ou encore sur tes plats de légumes.

- Afin de préserver leurs qualités nutritives, les huiles alimentaires doivent se conserver au frais et à l'abri de la lumière. Le meilleur endroit pour ranger tes bouteilles d'huile est donc dans ton frigo. Réserve-leur une place.

Méconnu du grand public, le sujet de l'huile est à la fois passionnant et crucial pour la santé. Si tu comprends l'anglais et que tu veux approfondir ce thème, je t'invite à lire "Fats that heal, fats that kill - The complete guide to fats, oils, cholesterol and human health" ainsi que "Choosing the right fats - For vibrant health, weighloss, energy and vitality" de Udo Erasmus.

Principe 11 - Élimine ou tout au moins réduis drastiquement la caféine

La caféine est naturellement présente dans le café mais aussi -en moindre quantité- dans le thé, le maté et même le chocolat. La caféine est aussi artificiellement ajoutée en quantité parmi les ingrédients d'une multitude de boissons gazeuses à commencer par les plus célèbres d'entre elles : Coca-Cola, Pepsi-Cola, Red Bull… etc. De fait, elle est donc la substance psychoactive la plus consommée au monde.

La caféine est un alcaloïde toxique qui affecte le cerveau et les nerfs rachidiens. Elle provoque une excitation artificielle, une perte de sommeil, une irritabilité accrue, des tremblements musculaires et des palpitations cardiaques. En accélérant les battements de ton cœur, la caféine brouille la connexion permanente qu'il entretient avec le reste de ton corps. Comme nous l'avons déjà évoqué plus haut, ton cœur possède des neurones ainsi qu'une certaine forme d'intelligence complémentaire à celle de ton cerveau.[59] Cette connexion subtile qu'il entretient avec le reste de ton Être est donc très importante puisqu'elle t'apporte une meilleure perception des choses, des gens et des événements, un sens de l'analyse plus abouti ainsi qu'une intuition plus affinée.

Idéalement, élimine le café en le remplaçant par du thé vert (dont les effets de la caféine sont nettement inférieurs à ceux du thé noir et qui se révèle être en plus un excellent antioxydant) et ne consomme pas de soda. Si toutefois tu décides d'en boire, limite ta consommation à un café maximum par jour ainsi qu'à une à deux cannettes de sodas par semaine.

Principe 12 - Mange intelligemment

En suivant les 11 principes que je viens d'évoquer, tu amélioreras incontestablement ta santé et ton niveau d'énergie. Toutefois, tu peux le maximiser encore plus en ajoutant au "bien manger" le "manger avec intelligence". Voici quelques conseils :

- Si tu la possèdes, élimine la croyance qu'un repas c'est forcément une entrée, un plat et un dessert. Un plat seul peut suffire.

- Comme je l'ai déjà évoqué plus haut, mange à chaque fois que possible des aliments frais, Bio et non transformés. En conséquence, évite les aliments raffinés, dévitalisés, congelés, en conserve ou morts.

- Privilégie toujours la qualité à la quantité.

- Mange de petites quantités de nourriture. Idéalement, 1 à 2 fois maximum la taille de ton poing est la quantité de nourriture qu'il te faut manger par repas.

- À ce propos, avoir une très grande diversité de choix lors d'un repas te stimule à trop manger. Intègre la simplicité à tes repas.

- La plupart des gens sont contrôlés par leur faim. Ils ne savent pas s'arrêter et, du coup, ils mangent trop. Ne sois pas comme la plupart des gens.

- N'ingurgite jamais de la nourriture en mode automatique et sans même le réaliser.

- Prends le temps de bien mâcher les aliments.

- Prends plaisir à ce que tu manges et savoure ton repas.

- Ne mange pas quand tu n'as pas faim.

- Afin de mieux les digérer, combine efficacement tes aliments. Les deux règles de base sont :
    - 1/ Évite de combiner les protéines et les glucides ensemble. Par exemple, bien que ce soient des associations courantes, "poisson +

riz" ou "viande + pommes de terre" ne sont pas idéales pour la digestion.

- 2/ Mange des légumes verts (salade, haricots verts, petits pois, brocolis…etc.) à chaque repas.

o Afin d'optimiser ta digestion, évite de boire pendant que tu manges. Idéalement n'ingère aucun liquide depuis les 20 minutes qui précèdent ton repas jusqu'aux 20 qui le succèdent.

o Ne mange pas lorsque tu es extrêmement fatigué, stressé et/ou fortement bouleversé émotionnellement car cela inhibe la digestion et crée la fermentation.

o Ne mange pas en marchant. Lorsqu'on habite une grande ville, on voit trop souvent, à l'heure du déjeuner, des gens pressés et englués dans une vie à cent à l'heure manger un sandwich en marchant. Ne fais pas partie de ces gens.

o Évite de grignoter entre les repas car ton corps utilise ces pauses pour se reposer et se nettoyer. Toutefois, si tu as vraiment faim entre deux repas, plutôt qu'un croissant ou une barre chocolatée, prends un fruit : c'est sain et facile à digérer.

o Digérer est l'une des choses qui demandent le plus d'efforts à ton corps. Ainsi, afin de maximiser la qualité de ton sommeil, ne mange pas juste avant de te coucher. (Ou alors, si tu as vraiment faim et que tu veux impérativement manger, privilégie les choses faciles à digérer comme les légumes.)

Principe 13 - Alcalinise correctement ton corps

Concept complétement inconnu de la plupart des gens, alcaliniser son corps est pourtant un point crucial pour une santé et une énergie optimale.

Alors que dans notre corps des milliards de cellules dépendent d'un environnement alcalin pour fonctionner correctement, un organisme trop fortement chargé en acides augmente par conséquent la probabilité de tomber malade. Cette acidité du corps est due à la consommation d'aliments et de boissons acides tels que l'alcool, les sodas, le sucre, la caféine, les produits laitiers ou encore les céréales glutineuses.

Abréviation de "potentiel Hydrogène", le pH est un paramètre servant à définir si un milieu est acide ou alcalin. Le maintien d'un pH situé entre 7 et 7,5 est indispensable à notre corps pour qu'il fonctionne de façon optimale en maximisant, notamment, notre système immunitaire et digestif. Si, par exemple, tu ressens des fatigues chroniques, que tu trouves que tes gencives sont particulièrement sensibles, que tu as des infections récurrentes, que ta peau est terne ou sèche, que tu as des ulcères de la bouche et/ou des remontées acides, il est alors fort possible que ton pH soit trop acide. Il est d'ailleurs très facile de tester le pH de son corps grâce à des bandelettes de test pour la salive ou l'urine. (Cherche "bandelette pH salive" sur un moteur de recherche).

Notre corps est naturellement programmé pour travailler en permanence à (tenter de) maintenir l'équilibre du pH. Mais dans nos sociétés occidentales où la consommation d'aliments acidifiants est presque la norme, il se retrouve souvent débordé face à cette tâche pourtant indispensable. Il nous est alors, par notre alimentation et notre style de vie, indispensable de l'y aider. La bonne nouvelle, c'est qu'il est très simple d'alcaliniser son organisme. Voici quelques suggestions :

- Mange des fruits frais, notamment :
  - des pamplemousses, des citrons et des citrons verts (il est à noter que le goût acide

n'a rien à voir avec l'acidification que l'aliment entraîne, le citron est au contraire l'un des aliments les plus alcalins qui soit)
- des bananes bien mûres
- des cerises
- des figues
- des pêches
- des pommes, des poires
- des papayes
- du raisin, des tomates
- du melon, de la pastèque

- Mange des légumes frais, notamment :

    - des avocats
    - de la salade verte (laitue, mâche, roquette…)
    - des brocolis, des épinards, des petits pois, des haricots verts
    - du persil
    - des choux et des choux fleurs
    - des concombres, des courgettes, des aubergines, du potiron
    - des poivrons
    - des radis, des navets

(Il est important de noter que tous ces fruits et ces légumes frais peuvent évidemment être aussi préparés en jus)

- Mange des amandes et des châtaignes.

- Mange des graines de sésame.

- Prends de la spiruline.

- Prends un shooter quotidien de Green. (Le Green est un "super aliment" en poudre composé d'un mix "vert" qui peut varier d'une recette à l'autre. On y retrouve toutefois le plus souvent un mélange de poudre de kale, de chlorella, de spiruline, d'herbe de blé et/ou d'herbe d'orge.) Pour ma part, je consomme le plus souvent la marque Udo' Choice (http://udoschoice.com/product/superfood-green-powder), mais d'autres marques telles que Purasana que l'on peut notamment retrouver dans les magasins Bio Coop (ou sur https://purasana.com/fr) sont aussi très bien.

- Bois beaucoup d'eau.

- Remplace le lait de vache par du lait de coco ou d'amande.

- Réduis -voire élimine- le café.

- Évite les aliments industriels transformés.

- Élimine -ou tout au moins réduis- la viande.

- Réduis le stress de ta vie.

Dans cette liste de ce qui peut alcaliniser ton corps, on retrouve sans surprise plusieurs des choses dont j'ai parlé plus haut, confirmant ainsi qu'une bonne santé est un ensemble d'habitudes alimentaires toutes cohérentes entre elles. Et c'est justement cet ensemble d'habitudes, ce programme inscrit en toi, qui se trouve être la clef ultime de ta santé. Comme le disait si justement Ann Wigmore, fondatrice de The Ann Wigmore Natural Health Institute : "La nourriture que tu manges peut être soit la forme de médecine la plus sûre et la plus puissante, soit la forme de poison la plus lente…"

Pour conclure cette partie sur l'alcalinisation de ton corps, je t'invite, si tu comprends l'anglais et que tu veux en approfondir le sujet, à aller faire un tour sur : https://www.acidalkalinediet.net

Partie 4

—

Et maintenant, quelles décisions vas-tu prendre ?

Dans les pages précédentes, je t'ai donc partagé un rapide résumé de mes 26 principes personnels liés à la santé et l'énergie. Je te les récapitule :

- Les 13 principes généraux pour maximiser ta santé et ton énergie

    o Adopte un état d'esprit conscient et dirigé

    o Élimine tes croyances limitatives par rapport à la santé et à l'alimentation

    o La respiration est essentielle à la vie

    o L'eau est à la base de toute vie, y compris la tienne

    o Change ton rapport à tes addictions toxiques, quelles qu'elles soient

    o Évite au maximum les perturbateurs endocriniens

    o Contrôle ta posture

    o Entretiens ton corps comme il le mérite

    o Ne néglige pas ton sommeil

    o Protège-toi des ondes électromagnétiques

    o Gère ton émotionnel

    o Prends soin de tes intestins et notamment de ton côlon

    o Médite régulièrement

- Les 13 principes spécifiquement liés à l'alimentation

    o Mange beaucoup de fruits et de légumes, surtout des légumes

    o Élimine les pesticides et les OGM de ton alimentation

    o Évite au maximum la nourriture industrielle

    o Élimine de ta vie la junk food

    o Choisis avec sagesse la composition de ton petit déjeuner

    o Élimine ou tout au moins réduis drastiquement l'alcool

    o Élimine ou tout au moins réduis drastiquement le sucre transformé

    o Élimine ou tout au moins réduis drastiquement la viande

    o Élimine ou tout au moins réduis drastiquement le lait de vache

    o Évite les mauvaises graisses et remplace-les par les bonnes

    o Élimine ou tout au moins réduis drastiquement la caféine

    o Mange intelligemment

    o Alcalinise correctement ton corps

Beaucoup de personnes voient le succès comme des choses liées à l'argent, la reconnaissance ou la réussite professionnelle. Mais est-ce réellement un succès si l'on obtient toutes ces choses mais que derrière la santé ne suit pas ? Comment gérer la réussite à moyen et long terme si l'énergie nous manque ?

Je voudrais revenir sur les deux questions que je t'ai posées plus haut. Réponds-y sincèrement.

La santé est-elle réellement une chose importante pour toi ?

☐ Oui ☐ Non

Et si tu réponds "Non" à cette question, en voici une deuxième : Ne devrait-elle pas le devenir ?

☐ Oui ☐ Non

Si tu réponds "Oui" à la première ou à la deuxième de ces questions, j'aimerai te proposer de passer à l'action.

En ce début du 21ème siècle, toutes les bases essentielles de la vie -de l'air que l'on respire à l'eau que l'on boit en passant par la nourriture que l'on mange- sont très souvent souillées par une évolution de nos sociétés ainsi qu'une pollution massive et directement liée aux activités humaines. En à peine 70 ans, notre monde a considérablement changé et -pour ne parler que d'elle- notre alimentation a subi plus d'évolution durant cette période que depuis le début de l'histoire de l'humanité. En plus d'être deux des plus efficaces machines à détruire l'environnement inventées par l'homme, l'agriculture et l'élevage intensif posent -et poseront de plus en plus- des problèmes de santé très graves. D'après le généticien français Axel Kahn, spécialiste du cancer, des maladies génétiques et de la thérapie génique : « Une personne sur deux qui naît aujourd'hui sera au cours de sa vie atteinte d'un cancer. »[60]

Arrête ta lecture quelques secondes pour prendre le temps de réfléchir au sens profond de cette phrase et pose-toi la question : combien d'enfants as-tu (ou veux-tu avoir) ? Ensuite, réalise que si tu ne prends pas le contrôle des habitudes alimentaires de ta famille, sache que tu vas -statistiquement- offrir à la moitié de tes enfants un cancer dont ils ne ressortiront peut-être pas indemnes. Est-ce vraiment ce que tu veux ?

De nos jours, l'immense majorité des gens ne reçoivent aucune réelle éducation alimentaire et sanitaire (autre que celles répandues -directement ou indirectement- par les multinationales qui en tirent d'énormes revenus) et la plupart des éléments naturels indispensables à notre santé sont complètement corrompus. À tel point qu'il est devenu impossible, si l'on se laisse contaminer par la plupart des croyances et des produits majoritairement répandus dans nos civilisations, de manger et vivre sainement.

Que ce soit à travers les chaînes de supermarchés ou de nombreuses enseignes de restauration, nous vivons dans des sociétés où la junk food et l'alimentation industrielle sont à la fois culturelles et omniprésentes. Il est devenu aujourd'hui compliqué de s'alimenter tout le temps parfaitement bien. Néanmoins, même si ta nutrition n'est pas à 100% optimale, tu peux dès maintenant décider d'agir au mieux pour améliorer considérablement ta santé et maximiser ton énergie. Pour cela, tu dois tout d'abord prendre conscience de la toxicité éventuelle des produits que tu ingères et des environnements dans lesquels tu évolues pour ensuite décider de changer quelques-unes de tes habitudes, notamment alimentaires.

Pour beaucoup, manger est une chose anodine que l'on fait plusieurs fois par jour sans réfléchir et, bien souvent, sans aucune présence réelle à l'acte en lui-même. Et pourtant, manger est bien plus qu'une simple obligation de nourrir son corps pour survivre. Il s'agit d'un plaisir, d'un transfert d'énergie, d'une connexion avec soi-même, avec la vie, avec notre planète et avec l'Univers.

« En ce début du 21ème siècle, manger est plus que jamais devenu un acte à la fois politique et spirituel. Tu ne peux pas te dire ami des animaux et de la Terre en te nourrissant respectivement de leur souffrance et de la destruction de celle-ci. »

Gérald Vignaud

Nous vivons une époque où une masse impressionnante de personnes donnent bizarrement plus de soins et d'attention à leur voiture qu'à leur santé. Et si tu décidais de ne plus faire partie de la masse ? Et si tu décidais aujourd'hui de transformer ton rapport à la santé en général et à l'alimentation en particulier ?

Dans ton intérêt et celui de ta famille, tu peux décider d'agir en améliorant chacun de ces six axes :

- La qualité de ton environnement
    - Si tu vis dans un endroit sain, calme et serein plutôt que pollué, bruyant et stressant. À ce propos, si tu vis dans un environnement urbain et que tu en as la possibilité, pourquoi n'évaluerais-tu pas -surtout si tu as des enfants- de déménager dans un environnement plus naturel comme la campagne ou la montagne ? Attention toutefois de ne pas partir n'importe où car vivre à la campagne peut aussi parfois dire vivre à côté d'un champ de vigne ou de maïs aspergé en quasi permanence de pesticides.

- Tes habitudes de vie
    - Si tu consommes drogues -légales ou non- et à quelles fréquences, tes éventuels rituels du matin et du soir et ce qu'ils contiennent, le nombre d'heures que tu passes chaque jour devant un écran…etc.
- L'exercice physique que tu pratiques
    - Si tu pratiques régulièrement de l'exercice, comment tu le pratiques, dans quels genres d'environnements et à quelles fréquences.
- La qualité des produits que tu utilises
    - Notamment les produits d'hygiène corporelle -savon, shampooing, dentifrice, déodorant, les produits cosmétiques et les produits d'entretien …etc.
- Tes habitudes alimentaires
    - Si tu manges peu ou beaucoup, mais aussi -et surtout- ce que tu manges : avales-tu le plus souvent des menus Big Mac et des kebabs ou des salades composées ?
- La qualité des aliments que tu manges
    - Si tu manges des aliments transformés contenant beaucoup de sucre, de gras, de graisse, d'additifs et provenant de l'agriculture/élevage intensif ou plutôt des plats sains que tu prépares toi-même à base de produits frais et Bio.

À part le premier point -la qualité de ton environnement- sur lequel il te faut prendre des décisions pour le créer et le préserver, tous les cinq autres points mentionnés, sont des habitudes que tu as. Des habitudes le plus souvent prises inconsciemment et qui peuvent être constructrices, neutres ou destructrices. Ces habitudes, souvent inconscientes, sont inscrites en toi, dans ton programme personnel. La bonne nouvelle, c'est que si ce programme ne te convient pas, il peut être changé. Quel que soit ton âge, à toi de décider de te reprogrammer pour intégrer les meilleures habitudes possibles. Celles qui vont t'offrir plus d'énergie, plus de bien être, plus de santé et plus de longévité. Pour cela, la première chose à faire, c'est d'identifier précisément tes habitudes personnelles. Suite à tout ce que tu viens de lire dans ce chapitre, interroge-toi :

Parmi toutes mes habitudes liées à la santé et à l'alimentation, quelles sont celles qui, d'après moi, me sont **constructives** ?

_____
_____
_____
_____
_____
_____
_____
_____
_____
_____
_____
_____
_____
_____
_____
_____
_____

Pour chacune de ces habitudes **constructives**, puis-je identifier quand, pourquoi et comment elles ont été programmées en moi ?

_____
_____
_____
_____
_____
_____
_____
_____
_____
_____
_____
_____
_____

Comment puis-je renforcer encore plus ces habitudes **constructives** ?

_____
_____
_____
_____
_____
_____
_____
_____
_____
_____
_____
_____
_____
_____

Parmi toutes mes habitudes liées à la santé et à l'alimentation, quelles sont celles qui, d'après moi, me sont **destructrices** ?

_____
_____
_____
_____
_____
_____
_____
_____
_____
_____
_____
_____

Pour chacune de ces habitudes **destructrices**, puis-je identifier quand, pourquoi et comment elles ont été programmées en moi ?

_____
_____
_____
_____
_____
_____
_____
_____
_____
_____
_____
_____

Parmi toutes ces habitudes **destructrices** que je possède, lesquelles voudrais-je éliminer en priorité ? Pourquoi ?

___

Toujours parmi toutes ces habitudes **destructrices** que je possède, lesquelles est-ce que je décide de changer dès aujourd'hui ? Pourquoi ?

___

> « Gardez toujours à l'esprit que votre propre décision de réussir est plus importante que n'importe quoi d'autre. »
>
> *Abraham Lincoln*

Une fois que tu as identifié tes habitudes et décidé de celles que tu veux éliminer en priorité, passe à l'action pour ainsi transformer les bases de ta santé et de ton bien-être. Il est le plus souvent très compliqué de changer en un claquement de doigts des habitudes ancrées en soi depuis des années, voire parfois même des décennies. Mais puisque plus le temps passe, plus cela devient à la fois difficile et vital de le faire, n'est-il pas alors urgent d'enclencher le changement dès aujourd'hui ?

Vas-y étape par étape. En fonction de ce que tu voudrais changer, commence par deux décisions. Une très facile à tenir (comme par exemple boire un verre d'eau dès le réveil ou prendre un citron pressé chaque matin) et une plus compliquée (comme par exemple arrêter de fumer ou de manger de la viande) car ancrée en toi par une programmation puissante et un lien émotionnel fort. Un lien émotionnel qu'il va falloir briser, inverser et renforcer en permanence (comme par exemple de passer de "j'aime le tabac et j'en suis accro" à "je ne supporte pas le tabac".)

Quelle est ma décision facile à tenir ?
_____
_____
_____

Pourquoi est-ce que je m'engage à la tenir ?
_____
_____
_____
_____
_____
_____

Quelle est ma décision plus compliquée à tenir ?
_____
_____
_____
_____

Pourquoi est-ce que je m'engage à la tenir ?
_____
_____
_____
_____
_____
_____

Une fois que tu connais exactement l'habitude que tu veux changer et surtout pourquoi tu dois la changer, passe à l'action immédiatement en te créant l'environnement adapté. Par exemple, si tu décides d'arrêter de fumer, aère ta maison et jette <u>immédiatement</u> toutes tes cigarettes ainsi que tes briquets, cendriers ou tout autres objets dont tu n'as désormais plus besoin.

Crée-toi des routines

Pour continuer ton passage à l'action mets-toi en place des routines. Tu veux te remettre à faire du sport ? Inscris-toi dans un club qui te plaît et, que tu en aies envie ou non, vas-y, tel un rendez-vous que tu honores, à horaires réguliers et prévus à l'avance.

Tu peux aussi intégrer à ta vie une routine du matin, qui reprend toutes les choses importantes que tu dois faire dans la première heure qui suit ton réveil, ainsi qu'une routine du soir, qui précède ton coucher. Je te partage ici les miennes dans le cas où tu veuilles t'en inspirer pour créer les tiennes.

- <u>Ma routine du matin</u>

    Je me lève 1 heure avant les autres pour avoir un peu de temps rien qu'à moi.

    o La première chose que je fais quand je me réveille c'est d'aller dans le jardin (où je fais généralement un petit pipi) pour prendre cinq grandes respirations par le bas du ventre en étirant mon corps.

    o Une fois ces respirations profondes finies, j'hydrate mon corps en buvant un grand verre d'eau.

    o Ensuite, je prends un citron pressé.

    o Si je suis chez moi ou que j'en ai un à disposition, je fais 5 à 10 minutes de trampoline, si possible en musique.

    o Je médite entre 5 et 20 minutes selon le temps à ma disposition.

    o J'enchaîne ensuite sur mon petit déj sur la base évoquée plus haut dans le principe N°5.

- o Et pendant que je le savoure, je me pose trois questions positives et constructives :

    - Qu'y a-t-il de positif en ce moment dans ma vie ?
    - Envers qui ou quoi est-ce que j'éprouve de la gratitude ?
    - Quel est mon focus principal pour cette journée qui commence ?

- o Enfin, je prends une feuille de papier A4 (ou mon T.E.V dont je parlerai au chapitre 9) et un stylo et je programme les tâches, rencontres, conversations et actions que j'ai à faire aujourd'hui. Une feuille de papier qui me servira de guide et qui finira la journée généralement pleine de notes, de ratures, de gribouillis et dont j'aurai rayé d'un trait chacune des tâches accomplies.

- <u>Ma routine du soir</u>

Quoiqu'il arrive, 30 minutes avant de me coucher, je m'impose d'éteindre tous les écrans.

- o Je fais ma toilette.

- o Je me prends une tisane et pendant que je la bois, je m'interroge :

    - Qu'y a-t-il eu de positif aujourd'hui ?
    - Qu'ai-je appris aujourd'hui ?
    - Qu'ai-je donné aujourd'hui ?
    - Qu'ai-je accompli aujourd'hui ?
    - Quels ont été les moments forts de cette journée ?
    - Ai-je fait des erreurs, et si oui, comment puis-je les corriger ?

- Occasionnellement, il m'arrive de méditer le soir.
- Je vais embrasser mon fils qui dort déjà et je pars me coucher.
- Je m'endors généralement sur un livre.

Ce sont là mes routines personnelles du matin et du soir qui peuvent évidemment évoluer avec les années et, selon les contextes et les environnements dans lesquels je me trouve, peuvent décliner quelques variantes. Elles me sont efficaces car elles me créent un cadre qui, quoiqu'il advienne dans ma vie, me permet de me retrouver quotidiennement avec moi-même et de me donner les bases pour, respectivement, démarrer une bonne journée et passer une bonne nuit de sommeil.

Bien sûr l'environnement, le style de vie et la personnalité de chacun étant différents, chaque routine le sera aussi et les tiennes peuvent être complètement différentes des miennes. Je ne te propose donc pas de reproduire exactement ce que je fais mais d'en modéliser le concept si, bien sûr, cela te parle. Interroge-toi. Si tu décides d'assimiler des routines du matin et du soir à ta vie, quels en seraient les éléments que tu y incorporerais ?

Les éléments qui vont constituer ma routine du matin :
_____
_____
_____
_____
_____
_____
_____

_____
_____
_____
_____
_____
_____
_____
_____
_____

Les éléments qui vont constituer ma routine du soir :
_____
_____
_____
_____
_____
_____
_____
_____
_____
_____
_____
_____
_____
_____

Même si nos vies ont évidemment besoin de diversité, les routines sont importantes pour se construire un équilibre. Plus tu les pratiqueras, plus ces engagements que tu as pris envers toi-même deviendront une partie de toi. Une fois qu'ils te seront acquis -car devenus une part de toi- décide de continuer à te développer en prenant, toujours avec toi-même, de nouveaux engagements. Avec le temps, tu te construiras ainsi une meilleure santé et plus de bien-être.

« Prendre soin de soi n'est pas simplement une question de santé, c'est aussi une question d'évolution spirituelle. »

Neale Donald Walsch

Partie 5

—

Le challenge des 30 jours

> « C'est dans tes moments de décisions que
> tu transformes ta destinée ! »
>
> *Anthony Robbins*

Avancer à petit pas, c'est bien car ça permet de reprendre peu à peu le contrôle de sa santé et de son bien-être jour après jour et de se reprogrammer complètement et efficacement en quelques années. Mais peut-être fais-tu partie de ces rares personnes qui ont développé suffisamment de force de caractère pour pouvoir prendre et tenir un ensemble de très grosses décisions simultanément et entamer ainsi un processus de changement radical. Peut-être aussi es-tu dans cette situation où la vie vient de t'offrir une maladie grave -tel un cancer- qui ne te donne pas d'autre choix que de développer immédiatement cet état d'esprit indispensable pour enclencher ce processus de changement radical ?

Si tu es dans l'un de ces deux cas-là, je t'invite à entreprendre -et réussir- ce que j'appelle "Le challenge des 30 jours". Le processus du "challenge des 30 jours" est simple et se déroule en 5 étapes.

- **1ère étape :** Fais la liste de tous les engagements -petits, moyens ou grands- que tu veux prendre et tenir concernant ton alimentation, ta santé et ton bien-être :

Quelles décisions vais-je prendre concernant l'adoption d'un état d'esprit conscient et dirigé ?

_____
_____
_____
_____
_____
_____
_____

Quelles croyances limitatives par rapport à la santé et à l'alimentation vais-je éliminer ?

_____
_____
_____
_____
_____
_____
_____
_____
_____
_____
_____
_____

Quelles décisions vais-je prendre concernant ma respiration ?

_____
_____
_____
_____
_____
_____
_____
_____
_____
_____
_____
_____

Quelles décisions vais-je prendre concernant la qualité et la quantité d'eau que je bois quotidiennement ?

___

Quelles décisions vais-je prendre concernant mes addictions toxiques, quelles qu'elles soient ?

___

Quelles décisions vais-je prendre pour éviter au maximum les perturbateurs endocriniens ?

_____
_____
_____
_____
_____
_____
_____
_____
_____
_____
_____
_____

Quelles décisions vais-je prendre pour mieux contrôler ma posture ?

_____
_____
_____
_____
_____
_____
_____
_____
_____
_____
_____
_____

Quelles décisions vais-je prendre pour entretenir mon corps comme il le mérite ?

_____
_____
_____
_____
_____
_____
_____
_____
_____
_____
_____

Quelles décisions et actions vais-je prendre pour améliorer la qualité de mon sommeil ?

_____
_____
_____
_____
_____
_____
_____
_____
_____
_____
_____
_____

Quelles actions vais-je entreprendre pour me protéger des ondes électromagnétiques ?
_____
_____
_____
_____
_____
_____
_____
_____
_____
_____
_____
_____

Quelles décisions vais-je prendre pour mieux gérer mon émotionnel ?
_____
_____
_____
_____
_____
_____
_____
_____
_____
_____
_____
_____

Quelles décisions vais-je prendre pour mieux prendre soin de mes intestins et notamment de mon côlon ?

___

Si elle n'y est pas encore présente, vais-je introduire la méditation dans ma vie ? Sous quelles formes ? À quelles fréquences ? Quelles sont les premières actions que je peux faire pour découvrir et approfondir cette discipline ?

___

Quelles quantités de fruits et légumes vais-je m'engager à intégrer quotidiennement à mon alimentation ?

_____
_____
_____
_____
_____
_____
_____
_____
_____
_____
_____

Est-ce que je décide d'éliminer les OGM et les pesticides de mon alimentation ? Comment ?

_____
_____
_____
_____
_____
_____
_____
_____
_____
_____
_____

Est-ce que je décide d'éviter au maximum la nourriture industrielle ? Si oui, qu'est-ce que je m'engage à faire pour cela ?

_____
_____
_____
_____
_____
_____
_____
_____
_____
_____
_____
_____

Est-ce que je décide d'arrêter d'aller aux fast-foods ?

☐ Oui   ☐ Non

À partir de demain matin, quelles seront les compositions possibles de mes petits déjeuners ?

_____
_____
_____
_____
_____
_____
_____

_____
_____
_____
_____
_____
_____
_____
_____

Est-ce que je décide d'éliminer ou tout au moins de réduire drastiquement l'alcool ? Si je décide de continuer à en boire, à quelles occasions et en quelles quantités ?

_____
_____
_____
_____
_____
_____

Est-ce que je décide d'éliminer ou tout au moins de réduire drastiquement le sucre transformé ? Si je décide de continuer à en manger, à quelles occasions et en quelles quantités ?

_____
_____
_____
_____
_____
_____

Est-ce que je décide d'éliminer ou tout au moins de réduire drastiquement la viande ? Si je décide de continuer à en manger, quels types de viande, à quelles occasions, en quelles quantités ?

_____
_____
_____
_____
_____
_____

Est-ce que je décide d'éliminer ou tout au moins de réduire drastiquement le poisson ? Si je décide de continuer à en manger, quels types de poissons, à quelles occasions, en quelles quantités ?

_____
_____
_____
_____
_____
_____

Est-ce que je décide d'éliminer ou tout au moins de réduire drastiquement le lait de vache ? Si je décide de continuer à en boire, à quelles occasions et en quelles quantités ?

_____
_____
_____
_____
_____

Est-ce que je décide d'éviter les mauvaises graisses et de les remplacer par les bonnes ? Si oui, quelles vont-être les stratégies que je vais appliquer pour cela ?

_____
_____
_____
_____
_____
_____
_____
_____
_____
_____
_____

Est-ce que je décide d'éliminer ou tout au moins de réduire drastiquement la caféine ? Si je décide de continuer à en boire, à quelles occasions et en quelles quantités ?

_____
_____
_____
_____
_____
_____
_____
_____
_____
_____
_____

Qu'est-ce que je m'engage à faire pour manger plus intelligemment ?
_____
_____
_____
_____
_____
_____
_____
_____
_____
_____
_____

Qu'est-ce que je m'engage à faire régulièrement pour alcaliniser correctement mon corps ?
_____
_____
_____
_____
_____
_____
_____
_____
_____
_____
_____
_____

- <u>2ème étape :</u> Tu identifies **pourquoi** tu veux et vas tenir ces engagements.

Mon pourquoi :
___
___
___
___
___
___
___
___
___
___
___
___
___
___
___
___
___
___
___
___
___
___
___
___
___
___

- **3ème étape :** Tu passes à l'action avec pour objectif de tenir sans faillir tes engagements pendant 30 jours non-stop.

Sur la base d'un puissant "Pourquoi", rentre dans un état d'esprit positif, prends de vraies décisions et fais tout ce qui est possible de faire pour les intégrer à ta vie. Prends-toi de passion pour ce que tu veux faire et passe à l'action. Qu'importe les difficultés, ne lâche rien et considère chaque jour comme une nouvelle victoire. Change ta relation avec la santé en général et la nourriture en particulier. Immerge-toi dans un environnement de santé en fréquentant des endroits et des gens qui partagent ces valeurs. Vire de ta cuisine toutes les choses toxiques qui squattent tes placards. Va faire un tour dans les Bio Coop et les salons Bio pour découvrir ce qu'il s'y propose. Commande des (bons) livres qui traitent de la santé et de l'alimentation et lis-les. Va sur YouTube et regarde des films et des documentaires en lien avec la santé et le fonctionnement du monde actuel qui te feront comprendre comment fonctionnent le monde des hommes au 21ème siècle (agriculture et élevage intensif, addiction au sucre, alimentation industrielle…etc.) et l'impact toxique de celui-ci sur notre santé. N'aie pas peur de changer certaines de tes valeurs et croyances par rapport à la santé. Fais évoluer ton identité en la laissant s'imprégner d'un nouveau mode de vie sain. Inscris-toi dans un club de sport et vas-y régulièrement. Reconnecte-toi avec la Nature en y passant plus de temps. Apprends à méditer et à vivre le moment présent.

Engendre des actions massives, intelligentes et cohérentes entre elles, analyse tes résultats, apprends de tes erreurs, intensifie ce qui fonctionne et continue d'agir massivement. Tu renforceras ainsi ton état d'esprit qui deviendra alors encore plus fort, ce qui augmentera mécaniquement ton niveau de passion, qui en retour te fera prendre de nouvelles décisions et de nouveaux engagements. Des décisions et des engagements qui t'amèneront à agir et t'apporteront de nouveaux résultats, ce qui renforcera encore plus ton état d'esprit et ainsi de suite. Tu créeras ainsi dans ta vie une dynamique qui la propulsera aux niveaux supérieurs et t'apportera plus de santé, d'énergie et de bien-être.

- **4ème étape :** Si tu flanches à un moment donné -ce qui, statistiquement, arrivera très probablement plusieurs fois- tu analyses pourquoi tu t'es planté, tu apprends de tes erreurs et tu recommences depuis le début en remettant le compteur des jours à zéro.

- **5ème étape :** Peu importe le temps que cela te prendra, persévère quoiqu'il arrive jusqu'à tenir 30 jours d'affilée.

Une fois que tu auras tenu 30 jours d'affilée sur l'ensemble de tes décisions, tu verras que continuer dans cette dynamique sera devenu naturel pour toi et tu ne voudras plus jamais revivre comme avant. Une extraordinaire alimentation ainsi qu'une hygiène de vie saine feront alors partie de ton identité la plus profonde car tu l'auras inscrit dans ton programme intérieur, ce code source inscrit en toi qui drive ta vie.

N'oublie jamais que dans une période de transformation radicale, tu ne peux pas être à l'équilibre. Soit tu enclenches une dynamique que tu nourris en permanence et qui grandit en conséquence, te tirant ainsi vers le haut, soit tu lâches un tout petit peu. Par exemple, en refumant "une seule" cigarette à l'occasion d'une soirée ou d'un coup de stress, tu amorces une réaction en chaîne qui fait que tout ce que tu as construit s'écroule. Pour continuer sur l'exemple de la cigarette, tu en reprends ensuite "juste" une deuxième, puis "juste" une troisième …pour finir par racheter un paquet dès le lendemain.

Ainsi, au-delà d'être physiologique, une transformation personnelle radicale est quelque chose de très psychologique. Pour la réussir, posséder un état d'esprit exceptionnel est alors essentiel. Si ce n'est pas déjà le cas, tu dois alors décider -car c'est une décision- de devenir mentalement fort et de ne rien lâcher. À toi de prendre tes responsabilités.

Un dernier mot

Le sujet de la santé en général et de l'alimentation en particulier est un thème complexe où beaucoup d'idées souvent contradictoires circulent, y compris parmi des personnes dont c'est soi-disant le métier. On ne compte plus les médecins qui ont des problèmes de surpoids et il existe même des nutritionnistes qui t'expliquent le plus sérieusement du monde que manger au McDonald's est bon pour la santé...[61]

Dans ce chapitre, je t'ai partagé, dans les grandes lignes, les principes de santé et de nutrition que j'applique aujourd'hui à ma vie. Ils me viennent des recherches que j'ai faite sur ces thèmes ainsi que de mes expériences personnelles. Évidemment, le monde particulier dans lequel nous vivons ainsi qu'une vie mouvementée ne me permettent pas de les appliquer à 100% en toutes circonstances et il arrive évidemment que je fasse parfois des écarts ponctuels sur certains d'entre eux. Toutefois, ces principes m'offrent un cadre global. Une boussole qui, depuis plusieurs années déjà, me donnent d'excellents résultats et ont transformé ma vie.

Si je te les partage ici, c'est d'une part parce qu'ils me paraissent logiques et cohérents et, d'autre part, parce que je crois réellement en eux. Toutefois, je voudrais être clair sur un point précis : je ne suis en aucun cas une sorte de gourou qui voudrait t'imposer un quelconque style de vie que ce soit, bien au contraire. Le but de ce chapitre est uniquement de te montrer qu'il existe d'autres façons bien différentes de voir la santé et la nutrition que celles qui sont majoritairement répandues dans nos sociétés et qui les mènent à un désastre sanitaire et écologique. La finalité unique de ce partage est de t'inviter à réfléchir par toi-même et à entreprendre ton propre chemin vers plus de santé et de bien-être, que ce soit celui-ci ou un autre.

Pour réinventer ton hygiène de vie et ton alimentation, je t'invite donc à utiliser ton intelligence, ton bon sens et ton instinct ainsi qu'à approfondir tes connaissances sur ces thématiques. Le voyage que tu t'apprêtes à commencer se transformant ainsi en une quête inattendue et sans fin de recherche de savoirs, de stratégies et de vérité sur la nutrition, la santé et le bien-être. C'est en tout cas ce que je te souhaite.

Conclusion*

*Ceci est la conclusion du livre "L'école c'est important mais l'éducation c'est primordial !" d'où est extrait l'ouvrage que tu tiens entres les mains. Je l'ai rajouté en conclusion des 5 livres de la collection éponyme dont il est issu (voir page 163). Je te le précise car posée ainsi, sans explication, certains de des éléments de cette conclusion pourraient, à juste titre, te paraître hors sujet.

« Le savoir est une arme, maintenant tu le sais ! »

Stomy Bugsy

Durant toute leur vie, ils avaient travaillé dur et sans jamais prendre un seul jour de vacances. Selon les critères sociaux les plus répandus dans notre société, ce couple de commerçants avait brillamment réussi. Après presque 35 ans de dur labeur, ils étaient à la tête d'une quinzaine de boulangeries de qualité toutes situées dans les meilleurs endroits de la capitale. Ils avaient une centaine d'employés fidèles et leur business tournait très bien. Et ce n'était pas un hasard : depuis 35 ans ils géraient avec une très grande attention leur argent en ne faisant aucune dépense superflue et en réinvestissant tout ce qu'ils pouvaient. Ils le faisaient depuis tellement longtemps, qu'économiser était devenu pour eux une seconde nature, au point qu'ils n'étaient jamais partis en vacances ensemble.

Un soir, pendant le repas, après une longue et fatigante journée de travail la femme hasarda une idée :

- Dis-moi, chéri, nous ne sommes jamais partis en vacances. Que dirais-tu si nous nous offrions une croisière ? J'ai vu qu'il y avait des promotions en ce moment…

Son mari était tiraillé. Au fond de lui il voulait partir mais il s'était créé un programme puissant qui lui imposait de ne jamais faire de dépenses inutiles. Après quelques secondes de réflexion, il proposa à sa femme :

- Pourquoi pas, cela nous permettra de nous déconnecter, on l'a bien mérité, après tout. Mais par contre, on fera bien attention à nos dépenses sur place.

Quelques jours plus tard, les voici donc embarqués pour une semaine sur l'un des fleurons de la compagnie Cunard : le splendide *Queen Mary II*. Afin de rester dans des budgets corrects, ils avaient tout prévu pour limiter au maximum les frais et, histoire de ne pas avoir à payer le restaurant, ils emportèrent dans leurs valises de quoi faire des sandwiches.

Le voyage commença donc et se passa superbement bien. Ils prirent du temps pour eux, se prélassant autour de la piscine un livre à la main, et participèrent à toutes les activités gratuites durant lesquelles ils rencontrèrent de nombreuses personnes avec qui ils sympathisèrent. Mais à chaque fois que vint l'heure du repas, ce fut la même scène : la femme prétexta à leurs compagnons de voyage qu'elle ne se sentait pas bien et, avec son mari, ils rejoignirent leur petite cabine sans hublot dans laquelle ils grignotèrent leurs provisions.

Leur semaine de vacances se déroula donc ainsi et, hormis pendant les repas, ils passèrent de bons moments. Le dernier soir de la croisière, alors que leurs provisions étaient presque épuisées et que leur dernier morceau de pain était rassis depuis quatre jours déjà, la femme proposa :

- Chéri, on ne reprendra probablement pas de vacances avant longtemps. Au lieu de manger encore du pain rassis et du fromage ce soir, que penses-tu de s'offrir un restaurant ensemble pour notre dernière soirée sur le bateau ?

Enchanté par l'idée, son mari accepta.

Arrivés au restaurant, le serveur leur proposa une table avec une vue absolument somptueuse sur le soleil couchant. La musique d'ambiance était douce et la soirée s'annonçait agréable. Lorsque le serveur leur remit les cartes, ils furent étonnés de ne pas voir de prix associés aux plats. Lors de sa commande, le mari demanda alors combien coûtait celui qu'il voulait choisir. Surpris, le serveur leur dit simplement qu'il pouvait prendre tout ce qu'ils désiraient car les repas étaient inclus dans le prix de leur voyage…

« La vie est trop courte pour être petite. »

Tim Ferriss

La vie est un cadeau !

Je crois que la vie est un cadeau ! Un voyage qui nous a été offert et dont nous avons la possibilité de profiter à fond. Bien évidemment, quand je parle de profiter à fond du voyage, je ne pense pas ici aux choses matérielles mais je parle des expériences, des accomplissements, des évolutions personnelles, des contributions ainsi que de la qualité des émotions qu'il nous est donné de vivre. La plupart d'entre nous sommes conditionnés à accepter de vivre nettement en dessous de notre potentiel et de nos possibilités d'accomplissement. Et malheureusement, ce n'est bien souvent qu'à la fin du voyage que l'on s'en aperçoit et que l'on regrette amèrement certains de nos choix.

Il paraît que la définition de l'enfer c'est quand, à ta mort, la personne que tu es rencontre la personne que tu aurais pu devenir. Pose-toi la question : si tu meurs aujourd'hui, iras-tu en enfer ?

Si la réponse à cette question est oui, ce qui est statistiquement plus que très probable, il est peut-être temps pour toi de réagir. Quel que soit ton âge et l'endroit où se trouve ta vie aujourd'hui, décide d'en reprendre le contrôle. Ce n'est pas forcément simple, mais j'ai toutefois une excellente nouvelle à t'annoncer : ce n'est pas ce que tu as fait jusqu'à maintenant qui compte, mais véritablement ce que tu vas faire à partir de maintenant.

« Ce n'est pas ce que tu as fait jusqu'à maintenant qui compte, mais véritablement ce que tu vas faire à partir de maintenant. »

Gérald Vignaud

Mais pour contrebalancer cette excellente nouvelle, il y a aussi quelque chose qu'il t'est absolument indispensable d'intégrer : s'il n'est pas mis en application, tout apprentissage est infructueux. Ce qui, en clair, veut dire que si tu ne passes pas à l'action après la lecture de ce livre, alors il t'aura été inutile.

Lorsque tu étais enfant, tu ne pouvais que subir et tu étais victime des circonstances. Mais maintenant que tu es adulte, tu es victime de tes décisions. Quel que soit le timing dans lequel se trouve ta vie, le meilleur moment pour en reprendre le contrôle, c'est maintenant ! Tu n'as plus d'excuses car tu possèdes entre tes mains les premières clefs d'une vie réussie et les directions vers lesquelles approfondir ta quête. Comprends-le : aujourd'hui, c'est le premier jour du reste de ta vie ! Ressors cette fameuse boîte à rêves dont nous parlions plus haut. Ouvre ton esprit, laisse-le courir sans jugement et décide lesquels tu veux aller conquérir. Relis les notes personnelles que tu as prises durant la lecture de ce livre et prends le temps d'y réfléchir. Qui es-tu réellement ? Quelles sont tes expériences passées, tes succès, tes échecs, tes émotions, tes intuitions ? Qui veux-tu réellement devenir ? Et surtout, que ce soit à l'échelle de ta communauté ou de la planète, comment veux-tu impacter positivement le monde ? Reprends le chapitre concernant tes objectifs et passe à l'action. Aujourd'hui !

Les journées nous paraissent parfois longues mais, au final, le temps passe vite et les années sont courtes. Ne perds jamais de vue que d'ici quelques décennies -une centaine d'années au très grand maximum- tu seras mort et tous tes proches le seront aussi. En fait, en à peine un siècle, la quasi-totalité des habitants actuels de la planète se sera renouvelée. Alors ne perds pas ton temps car pour toi c'est maintenant que ça se passe. Demain ce sera trop tard !

Changer le monde ?

Comme le disait si justement Helen Keller, « la vie est soit une aventure audacieuse, soit rien ! ». Et puisque que tu n'en as qu'une, décide de vivre une vie riche et excitante. Sature-toi d'informations positives, va à la rencontre de gens intéressants et sois curieux de tout : tu trouveras ainsi en permanence des choses passionnantes et constructives à entreprendre. Observe, écoute et apprends. Développe des idées nouvelles et arpente des chemins qui n'ont pas encore été empruntés. Et puisque le monde est façonné par les personnes déraisonnables, pourquoi ne déciderais-tu pas d'être enfin toi-même, quitte à être réellement déraisonnable ?

Et d'ailleurs, pendant qu'on parle de projets déraisonnables. Pose-toi la question suivante : le monde dans lequel nous vivons te plaît-il vraiment ? Si ce n'est pas le cas, qu'aimerais-tu y changer ? Et si tu avais le pouvoir au cours de ta vie d'en changer radicalement une chose, <u>une seule</u>, laquelle serait-elle ? Il est important que tu te poses réellement cette question, parce que la bonne nouvelle c'est que ce pouvoir, tu le possèdes déjà en toi !

S'il y a une chose que l'on ne nous apprend malheureusement pas à l'école, c'est qu'une personne déterminée qui agit avec passion, vision, stratégie et intelligence est capable de fédérer une communauté de gens engagés et de lancer une véritable dynamique. Une dynamique qui, avec du temps et un effet cumulé, peut transformer la face du monde pour toujours. Si tu le décides, cette personne peut être toi. Et d'ailleurs, si ce n'est pas toi, alors ce sera qui ? Et si ce n'est pas maintenant, alors ce sera quand ?

« Ne doutez jamais qu'un petit groupe de citoyens réfléchis et engagés puissent changer le monde. C'est d'ailleurs seulement comme ça que cela s'est toujours produit. »

Margaret Mead

Quoiqu'il arrive, ne perds jamais de vue qu'un jour ton cœur cessera de battre. Et ce jour-là aucune de tes peurs, aucune de tes hésitations, aucun de tes doutes, aucun de tes regrets et aucun de tes objectifs futurs n'auront plus d'importance. À partir de ce moment-là, les seules choses qui compteront vraiment -et qui resteront gravées pour l'éternité- c'est la manière dont tu as vécu, ce que tu as appris, ce que tu as compris, ce que tu as ressenti, ce que tu as donné, comment tu as contribué, l'amour que tu as partagé et jusqu'à quel niveau tu as réussi à pousser ton éveil spirituel.

Le secret de la vie, c'est de donner

Un dernier mot pour conclure. À titre personnel, comme je l'ai évoqué dans ce livre, je crois profondément à la loi du Karma, celle qui affirme que plus tu donnes, plus tu reçois. Une sagesse que j'essaye d'intégrer au maximum à ma vie depuis de nombreuses années déjà.

Je crois que donner d'une manière anonyme et sincèrement désintéressée envoie une énergie à l'Univers. Une énergie qui enclenche en retour un effet boomerang amplifié qui pénétrera ta destinée. Je crois réellement que le secret ultime de l'existence, c'est de donner et j'aimerais te proposer d'appliquer cette philosophie à ta vie. Si tu trouves que ce livre t'a aidé d'une quelconque façon que ce soit, envisage d'en offrir un exemplaire à cinq personnes auxquelles tu tiens et à qui tu penses qu'il pourrait être utile. Cela peut-être des membres de ta famille, des amis, des collègues de travail, un partenaire de business ou voire même une simple connaissance <u>dont tu aurais envie d'influer positivement la vie.</u>

Lors de la relecture du manuscrit final de ce livre, l'un de mes amis me conseillait de retirer ce dernier paragraphe en me pronostiquant que les lecteurs penseraient que cela servirait mes intérêts, ce qui est d'ailleurs factuellement vrai. Après réflexion, je me suis dit qu'il fallait quand même le laisser car ses conséquences en seraient aussi profitables à plusieurs autres personnes. D'une part, cela impactera positivement la vie des personnes à qui tu vas décider d'offrir ce livre. Mais surtout, ce geste te donnera à toi le privilège inestimable d'avoir apporté une plus-value dans la vie d'autres personnes. Et peut-être même, dans certains cas, d'en avoir changé radicalement et positivement la trajectoire.

Qui sont les cinq personnes à qui je vais offrir un exemplaire de ce livre ?

- 1 _____
- 2 _____
- 3 _____
- 4 _____
- 5 _____

Et puisqu'il faut maintenant conclure ce livre, je voudrais te remercier de ta confiance pour l'avoir acheté et lu jusqu'à la fin. Je l'ai écrit avec engagement et passion. J'espère qu'il t'a été profitable et qu'il contribuera à te faire évoluer. Si tu as apprécié cet ouvrage, n'hésite pas le faire connaître autour de toi et à en partager tes impressions sur les réseaux sociaux. N'hésite pas non plus à laisser un petit commentaire sympa sur le site d'Amazon (et/ou celui de la FNAC et des autres distributeurs en ligne). Cela m'est très utile car, en plus d'aider les futurs lecteurs à choisir cet ouvrage, les algorithmes d'Amazon estiment la popularité d'un livre au nombre de commentaires laissés. Et plus un livre est populaire, plus Amazon le positionne favorablement dans les recherches.

Aussi, si tu veux que l'on poursuivre le voyage ensemble, tu peux me rejoindre sur mon site (geraldvignaud.com) pour découvrir d'autres outils ainsi que les formations que j'ai conceptualisées.

Enfin, comme je te l'ai évoqué en début de ce livre, je crois à l'importance d'une communication horizontale. N'hésite donc pas à m'écrire directement un message (geraldvignaud.com/livre-contact) pour me partager ton feedback et tes témoignages de réussite suite à la lecture de ce livre. Je lis personnellement tous les messages et j'essaie d'y répondre le plus souvent possible.

À bientôt,

Amicalement,

Gérald Vignaud

Sources et informations complémentaires

[1] On peut par exemple voir une marque de compotes pour enfants affirmer sur leur site qu'« une gourde de Pom'Potes, c'est 1 des 5 portions de fruits ou de légumes recommandés chaque jour pour répondre aux besoins nutritionnels de nos petits dégourdis ».
https://www.pom-potes.com

[2] les céréales Kellogg's sont des produits alimentaires industriels transformés contenant des additifs et dont le sucre fait partie des ingrédients principaux
Un exemple concret avec les céréales Extra® Pépites Noisettes Caramélisées - Kellogg's :
https://fr.openfoodfacts.org/produit/5053827105590/extra-pepites-noisettes-caramelisees-kellogg-s

[3] Mais au fait, pourquoi ne boit-on pas aussi dans ce cas-là du lait de girafe, de chienne ou même de ratte ?
Voici la réaction des gens quand on leur fait goûter à leur insu du lait de chienne : https://www.youtube.com/watch?v=pbNzlCjx8vU

[4] on en trouve aussi dans de nombreux fruits, les légumes, les légumineuses et les fruits à coques tels que les noix, les amandes, les noisettes et les pistaches
https://www.fourchette-et-bikini.fr/sante/10-fruits-et-legumes-riches-en-proteines.html?article=11#articleTitle

[5] Présents en grande quantité dans la boisson, le sucre (27,5g par cannette), la caféine (80mg par cannette), la taurine (1g par cannette)
https://energydrink-fr.redbull.com/red-bull-composition

[6] La boisson semblerait même être à l'origine de cas de tachycardie, de crises d'épilepsie, de tremblements, de vertige et même d'AVC et d'arrêts cardiaques
http://leplus.nouvelobs.com/contribution/571592-boissons-

energisantes-une-consommation-mortelle-de-taurine.html
[7] D'ailleurs, pour la petite histoire, "l'homme de Marlboro" -Robert Norris de son vrai nom- ne fumait pas dans la vraie vie
https://www.huffingtonpost.fr/entry/robert-norris-le-cow-boy-marlboro-qui-na-jamais-fume-est-mort_fr_5dc97075e4b0fcfb7f6a17b2

[8] Pablo Escobar lui non plus ne consommait pas la drogue qu'il vendait
https://www.opnminded.com/2017/05/04/ne-savez-pablo-escobar-drogue-mexique.html

[9] Quand tu prends régulièrement de la coke, tu bandes beaucoup moins voire plus du tout
Source : "Extra pure - Voyage dans l'économie de la cocaïne" de Roberto Saviano

[10] Même si ce délai peut varier plus ou moins en fonction du mindset et de l'état de santé de chaque individu, on estime que la moyenne est entre cinquante et une centaine de jours. Toutefois, dès une trentaine de jours sans manger, apparaissent des dommages au corps et au cerveau souvent irréversibles.
http://www.vie2science.com/2016/04/combien-de-temps-peut-on-vivre-sans-manger.html

[11] Une durée qui peut éventuellement être plus courte en fonction de paramètres extérieurs du genre si tu es obligé de courir ou si tu es sous de fortes chaleurs.
https://www.futura-sciences.com/sante/questions-reponses/corps-humain-temps-peut-on-vivre-boire-7820/

[12] le record du monde est détenu par le Français Stéphane Mifsud qui en 2009 a tenu 11 minutes et 35 secondes en apnée. (Il est toutefois à noter que Stig Severinsen a réussi à exploser, en 2012, le record de temps passé sous l'eau. Il a retenu son souffle pendant 22 minutes ! Ce record de "rétention d'air sous l'eau" est néanmoins différent de celui de Stéphane Mifsud en "apnée statique", puisqu'il autorise l'utilisation d'oxygène pur lors de la préparation.)
https://www.maxisciences.com/respiration/combien-de-temps-est-il-possible-de-retenir-sa-respiration_art32185.html

[13] Toutefois, l'Homo sapiens de base non entraîné, c'est-à-dire (probablement) toi et moi, ne tient que 1 minute grand maximum.
https://www.caminteresse.fr/sciences/combien-de-temps-peut-on-retenir-sa-respiration-1172935/

[14] À ce propos, rien qu'en France, le tabac c'est 60 000 décès par an.
http://www.doctissimo.fr/html/dossiers/cancer/articles/9599-cancer-tabac-grande-cause.htm

[15] Parce qu'il en est majoritairement composé, l'eau est cruciale au bon fonctionnement de notre corps. Elle transporte les nutriments à travers le corps, sert de matériau de construction pour sa croissance et sa réparation et joue un rôle crucial dans le maintien de sa température. Elle est essentielle dans la digestion, la circulation et l'excrétion. Pour toutes ces raisons -et associé en plus au fait que cela coupe la faim- boire de l'eau régulièrement est un outil simple mais redoutablement efficace pour perdre du poids.
Source : "Votre corps réclame de l'eau" de Fereydoon Batmanghelid

[16] Découverte par Jacques Benveniste et notamment approfondie par des personnalités comme Masaru Emoto ou encore le professeur Luc Montagnier (Nobélisé en 2008 pour la découverte du virus du sida), cette théorie scientifique prétend que l'eau possède une mémoire
Voir le documentaire de France 5 : "On a retrouvé la mémoire de l'eau !" réalisé par Christian Manil, Jeanne Mascolo de Filippis et Laurent Lichtenstein. Il est disponible sur YouTube :
https://www.youtube.com/watch?v=_2xlnJFD23k

[17] Sache aussi que par des systèmes spécialement créés pour ça, il est possible de filtrer et de dynamiser artificiellement son eau domestique afin de bénéficier de toutes les propriétés positives qu'elle peut ainsi nous offrir.
www.natarys.com

[18] une rumeur inquiétante circule à propos du fluor. Selon certaines sources, il aurait un impact sur le cerveau et rendrait plus "docile" la personne qui en consomme, permettant ainsi de mieux contrôler les

masses. Toujours selon cette rumeur, ce sont les nazis qui, la première fois, auraient volontairement fluoré l'eau potable qu'ils distribuaient, notamment dans les camps de concentration.
https://lesmoutonsenrages.fr/2013/07/29/fluor-danger-vous-reprendrez-bien-un-peu-de-sel-et-nazis-fluor-et-controle-des-cerveaux

[19] dans l'un de ses récents rapports, l'OMS met très sérieusement en garde sur une consommation excessive du fluor, qu'il provienne de sources naturelles, de processus industriels, de l'eau potable, de la nourriture, des dentifrices ou encore de compléments. D'après lui, « une exposition excessive peut notamment entraîner une fluorose osseuse invalidante, associée à une ostéosclérose, à une calcification des tendons et des ligaments et à une déformation des os. »
https://apps.who.int/iris/bitstream/handle/10665/329484/WHO-CED-PHE-EPE-19.4.5-eng.pdf

[20] Peut-être est-ce utile pour toi de décider d'en acheter un ?
Si tu en as les moyens et que tu recherches ce qu'il y a de mieux en terme de qualité, choisis la marque Bellicon.

[21] En 2013, la durée moyenne de sommeil d'un américain était de 6 heures et 31 minutes par nuit. La génération précédente dormait, elle, 8 heures par nuit. Et au début du 20ème siècle, la durée quotidienne de sommeil aux États-Unis était de 10 heures. En France, cela suit plus ou moins les mêmes courbes. Entre 1986 et 2010, la durée de sommeil moyenne a chuté de 18 minutes. Chez les adolescents (15-17 ans), c'est même une perte de 50 minutes durant cette même période.
Source : Data Gueule « Adieu sommeil » :
 https://www.youtube.com/watch?v=dAMXH2_dcvs

[22] D'après une expérience, réalisée sur plusieurs colonies de fourmis exposées aux ondes d'un téléphone portable, il apparaît que ces insectes sociaux sont fortement touchés par son rayonnement électromagnétique.
https://www.youtube.com/watch?v=JvGZq9j3b48

[23] tes intestins hébergent une flore intestinale -appelée microbiote- riche de plusieurs dizaines de milliers de milliards de micro-organismes

http://www.doctissimo.fr/html/nutrition/dossiers/probiotiques/15112-microbiote.htm

[24] Un cerveau capable d'une forme d'analyse et qui reste en connexion permanente avec l'ensemble de ton corps.
https://professeur-joyeux.com/2016/04/04/les-neurones-de-votre-coeur-et-de-votre-intestin/

[25] Pratique une séance d'hydrothérapie une à trois fois par an
https://www.passeportsante.net/fr/Therapies/Guide/Fiche.aspx?doc=hydrotherapie_colon_th

[26] Offre-toi régulièrement des cures de probiotiques.
https://www.passeportsante.net/fr/Solutions/PlantesSupplements/Fiche.aspx?doc=probiotiques_ps

[27] le mantra "So ham" -qui signifie "Je suis l'Univers" en Sanskrit
http://www.yogamrita.com/blog/2011/02/15/mantras-soham-et-hamsa/

[28] Pourcentage d'eau contenue dans les principaux fruits et légumes
http://www.oemglass.net/EDV2WJ7DY/

[29] Il est à noter qu'en 2016, Bayer rachète Monsanto pour 66 milliards de dollars.
https://www.latribune.fr/entreprises-finance/industrie/chimie-pharmacie/monsanto-aurait-accepte-de-fusionner-avec-bayer-pour-66-milliards-de-dollars-598975.html

[30] Ils y affirment que l'ingestion de maïs génétiquement modifié NK 603 et/ou de l'herbicide Roundup a des effets tumorigènes et toxiques.
https://d3n8a8pro7vhmx.cloudfront.net/yesmaam/pages/680/attachments/original/1407922539/Séralini_et_al_2014_Republished_study_ESEU_%281%29.pdf?1407922539

[31] Alors que cet article est accompagné d'une forte couverture médiatique, rapidement de nombreux scientifiques critiquent la méthodologie et les conclusions de l'étude. S'appuyant sur les avis des

autorités sanitaires belge, allemande, danoise, française, italienne et néerlandaise, l'Autorité Européenne de Sécurité des Aliments (EFSA) estime que cette étude est de qualité scientifique insuffisante pour des évaluations de sécurité. Fin 2013 la revue retire l'étude, constatant que les résultats, même s'ils ne sont pas frauduleux, ne soutiennent pas les conclusions des auteurs et ne permettent aucune conclusion.
https://fr.wikipedia.org/wiki/Affaire_Séralini

[32] Car oui nos sols sont vivants : dans une seule poignée de terre se trouvant des milliers d'animaux microscopiques ainsi que des milliards de bactéries. Et c'est cette vie cachée dans la terre qui permet l'émergence du monde végétal.
Source : Conférence « Le sol est vivant » de Claude Bourguignon, ingénieur agronome spécialisé en microbiologie des sols :
  https://www.youtube.com/watch?v=nQRZQVuJN1M

[33] Un sirop de glucose-fructose que le corps humain a du mal à gérer et l'évacuer correctement, faisant de lui l'un des facteurs de l'épidémie mondiale d'obésité.
Source : Toxic : Obésité, malbouffe, maladies… Enquête sur les vrais coupables de William Reymond

[34] Un exemple parmi beaucoup d'autres est cette étude française du 11 février 2019 publiée par L'EREN (Équipe de Recherche en Épidémiologie Nutritionnelle) dans le Journal de l'Association Médicale Américaine "Jama Internal Medicine" qui démontre les conséquences sur la santé des aliments ultra transformés. Une augmentation de 10 % de leur proportion dans l'alimentation est associée à une hausse de 14 % de la mortalité.
https://jamanetwork.com/journals/jamainternalmedicine/article-abstract/2723626

[35] Quand tu vas au restaurant, fais en sorte d'éviter les endroits où ils te servent des plats industriels déjà tout préparés achetés chez "Metro"
Voici quelques exemples :
  https://shop.metro.fr/shop/category/alimentaire/traiteur/plat

[36] pratiques environnementales désastreuses

http://www.mediaterre.org/international/actu,20060411200517.html
[37] optimisation fiscale agressive et abusive
https://www.latribune.fr/entreprises-finance/industrie/agroalimentaire-biens-de-consommation-luxe/20150226trib6f2d40456/mcdonald-s-la-bonne-recette-de-l-optimisation-fiscale.html

[38] Certains scientifiques affirment même que consommer de la junk food pourrait avoir des conséquences sur le fonctionnement même du cerveau.
https://www.futura-sciences.com/sante/questions-reponses/nutrition-sont-consequences-malbouffe-notre-cerveau-6939/

[39] Dans le steack haché de ton burger, il y a des morceaux de (jusqu'à) 400 vaches différentes.
Source : Toxic : Obésité, malbouffe, maladies… Enquête sur les vrais coupables de William Reymond page 245, chapitre « Bactérie »

[40] Chaque verre d'alcool consommé détruit des dizaines de milliers de neurones
https://www.science-et-vie.com/questions-reponses/l-alcool-detruit-il-les-neurones-6059

[41] Ce n'est qu'au 16ème siècle que le sucre à commencer à arriver plus massivement sur les tables de la bourgeoisie européenne, la production de canne à sucre étant d'ailleurs, au passage, l'une des principales causes de l'esclavage et du commerce triangulaire.
https://fr.wikipedia.org/wiki/Histoire_de_la_culture_des_plantes_sucrières

[42] une longue série d'expériences réalisées par en 2007 par Magalie Lenoir, Fushia Serre et Lauriane Cantin démontrent que le sucre possèderait un pouvoir addictif supérieur à celui de la cocaïne
https://journals.plos.org/plosone/article?id=10.1371/journal.pone.0000698

⁴³ Beaucoup pensent que cette anecdote est vraie, ce qui d'après les historiens, ne semble pas être le cas
Cette phrase, qui n'a jamais été prononcé par Marie-Antoinette, a été en fait écrite par Jean-Jacques Rousseau dans "Confessions", publié en 1782 :
https://fr.wikipedia.org/wiki/Qu'ils_mangent_de_la_brioche

⁴⁴ l'immense majorité d'entre eux ferment les yeux sur la maltraitance animale inimaginable qui s'opère en coulisses pour assouvir cette consommation
Je te laisse la découvrir sur www.L214.org

⁴⁵ Une déforestation massive de l'Amazonie pour non seulement accueillir les élevages mais aussi la culture du soja génétiquement modifié dont le bétail va être nourri.
https://www.viande.info/elevage-viande-gaz-effet-serre

⁴⁶ Les flatulences de vaches qui rejettent d'énormes émissions de méthane, un gaz à effet de serre 25 fois plus puissant que le CO_2. Selon un rapport de la FAO datant de 2013, l'élevage intensif est responsable de 14,5% des émissions de gaz à effet de serre.
http://www.fao.org/3/i3437e/i3437e.pdf

⁴⁷ Si tu veux approfondir le sujet concernant la pollution lié à la production de viande, je t'invite à visionner "Cowspiracy : The Sustainability Secret"
Retrouve-le sur Netflix ou sur : www.cowspiracy.com

⁴⁸ Alors que le risque de décès par crise cardiaque chez l'américain moyen est de 50%, il n'est que de 4% pour un américain moyen qui ne consomme ni viande, ni produits laitiers. Toujours aux États-Unis, où 40% des cas de cancers sont liés au régime alimentaire, les statistiques sont formelles : Les femmes qui consomment de la viande tous les jours auront 3,8 fois plus de risque d'avoir un cancer du sein que celle qui en consomment moins d'une fois par semaine. Et en ce qui concerne les hommes, ceux qui consomment quotidiennement de la viande et des produits laitiers ont 3,6 fois plus de risque d'avoir un cancer mortel de la prostate que ceux qui n'en consomment que très rarement.

Source : ''Diet for a New America: How Your Food Choices Affect Your Health, Your Happiness, and the Future of Life on Earth'' de John Robbins

[49] depuis 1950, l'humanité a produit 8,3 milliards de tonnes de plastique -soit 8 300 000 000 000 kilos- avec une production qui augmente chaque jour un peu plus
https://www.lemonde.fr/pollution/article/2017/07/19/depuis-1950-l-homme-a-fabrique-8-3-milliards-de-tonnes-de-plastiques_5162660_1652666.html

[50] en 2019, le WWF a mis ligne une étude réalisée sur le sujet par l'Université de Newcastle en Australie. Le résultat est terrifiant : un être humain lambda mange chaque semaine une moyenne d'environ 5 grammes de plastique, soit l'équivalent d'une carte de crédit.
https://wwf.be/fr/actualites/letre-humain-ingere-5-grammes-de-plastique-par-semaine-soit-lequivalent-dune-carte-de-credit/

[51] Il nage tranquillement avec ses congères lorsqu'un immense filet l'attrape lui ainsi que l'ensemble de son banc. Une prise phénoménale de plusieurs dizaines de milliers de poissons d'un seul coup ! Lentement le filet chargé de cette multitude de poissons compressés les uns sous les autres remonte du fond de l'océan sans évidemment ne faire aucun palier de décompression. Cela a notamment pour conséquence de leur faire sortir leurs yeux devenus globuleux hors de leur corps. A cette douleur atroce s'ajoute celle liée à leur sortie de l'eau, cet élément indispensable à leur survie. Ils frétillent d'une douleur qui ne s'arrête que lorsqu'ils meurent d'épuisent et de souffrance ou que leur tête soit tranchée dans les niveaux inférieurs du bateau où ils sont immédiatement envoyés pour y être préparés et congelés.
Si tu veux voir à quoi cela ressemble :
https://www.youtube.com/watch?v=rw_2s9Bo5TQ

[52] les ''formidables'' atouts de la pêche électrique
https://www.youtube.com/watch?v=j5IPfNGTMvU

⁵³ ou encore du chalutage de fond
https://www.slowfood.com/slowfish/pagine/fra/pagina--id_pg=43.lasso.html

⁵⁴ Alors que la population mondiale -et donc la pression sur les ressources halieutiques- a presque quadruplé depuis la fin de la Seconde Guerre mondiale, certains scientifiques estiment qu'il y a 80% de poissons en moins dans les océans.
https://dailygeekshow.com/peche-poissons-industrie

⁵⁵ Dirigée par Boris Worm, l'étude intitulée "Impacts of Biodiversity Loss on Ocean Ecosystem Services" et parue le 3 novembre 2006 dans le magazine "Science" révèle un constat factuel catastrophique : si l'on continue ainsi la surpêche, en 2048 -c'est à dire demain-, il n'y aura quasiment plus de poissons dans les océans.
http://www.ecocean.fr/wp-content/uploads/Ecocean-Restauration-Ecologique-Article-Worm-2006-en.pdf

⁵⁶ L'Homo sapiens aura ainsi réussi l'exploit inconcevable de remplacer -en moins de 100 ans- tout le poisson de l'Océan par du plastique.
https://www.futura-sciences.com/planete/actualites/ocean-dechets-plastique-ocean-2050-il-y-aura-plus-poissons-61307/

⁵⁷ ces études ont démontré que le lait de vache contribue largement à l'ostéoporose, aux problèmes rénaux ainsi qu'à certaines formes de cancer.
https://www.naturaforce.com/blog/2016/06/30/lait-de-vache-sante

⁵⁸ Contrairement à une idée reçue, le lait et les produits laitiers ne sont pas les seuls à apporter du calcium. Pois cassés, chou, persil, thym, cresson, épinards, blettes, fenouil, figues, algues, soja, graines de sésame sont quelques-uns d'une longue liste d'aliments dans lequel on peut trouver du calcium
http://naturopathie95.canalblog.com/archives/2014/02/13/29208427.html

[59] Comme nous l'avons déjà évoqué plus haut, ton cœur possède des neurones ainsi qu'une certaine forme d'intelligence complémentaire à celle de ton cerveau
https://www.different.land/construire/vivre-se-soigner-differemment/lintelligence-intuitive-coeur.php

[60] D'après le généticien français Axel Kahn -spécialiste du cancer, des maladies génétiques et de la thérapie génique- : « Une personne sur deux qui naît aujourd'hui sera au cours de sa vie atteinte d'un cancer. »
http://www.lefigaro.fr/sciences/axel-kahn-le-cancer-reste-une-maladie-pas-comme-les-autres-20190710

[61] il existe même des nutritionnistes qui t'expliquent le plus sérieusement du monde que manger au McDonald's c'est bon pour la santé
https://www.selection.ca/cuisine/nutrition/5-aliments-choisis-par-les-nutritionnistes-chez-mcdonalds

---

Retrouve ici un récapitulatif et les liens de tous les ouvrages conseillés dans ce livre :

geraldvignaud.com/liste-des-references

Du même auteur

GÉRALD VIGNAUD

L'ÉCOLE C'EST IMPORTANT MAIS L'ÉDUCATION C'EST PRIMORDIAL !

—

Les 15 choses essentielles à la réussite que
tu n'apprendras pourtant jamais à l'école

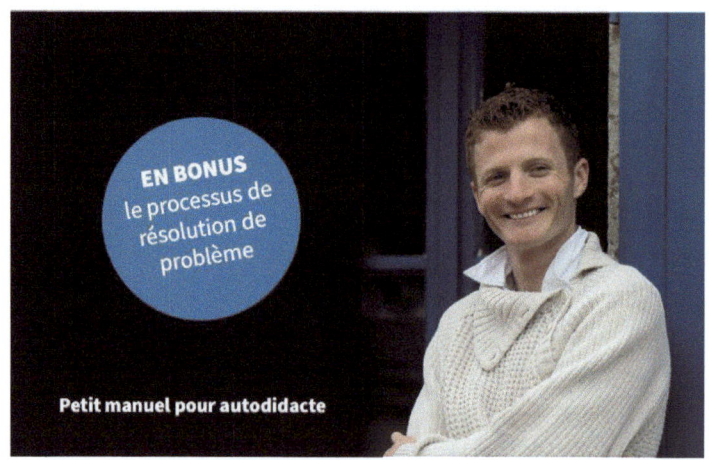

L'école c'est important
mais l'éducation c'est primordial !

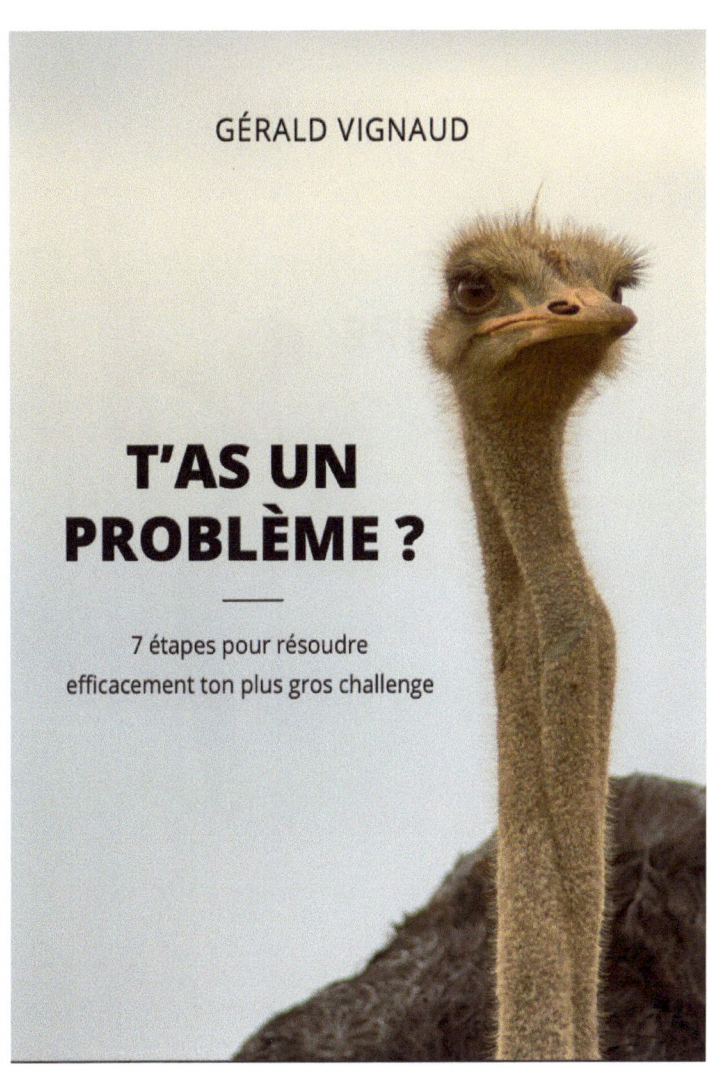

T'as un problème ?

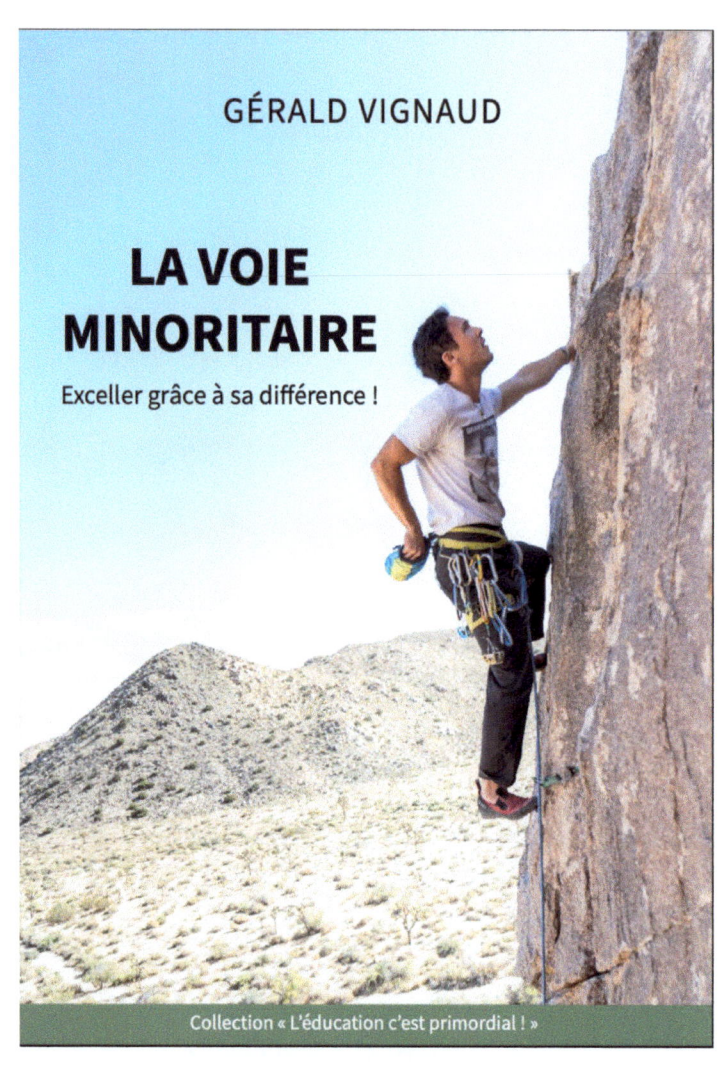

La voie minoritaire

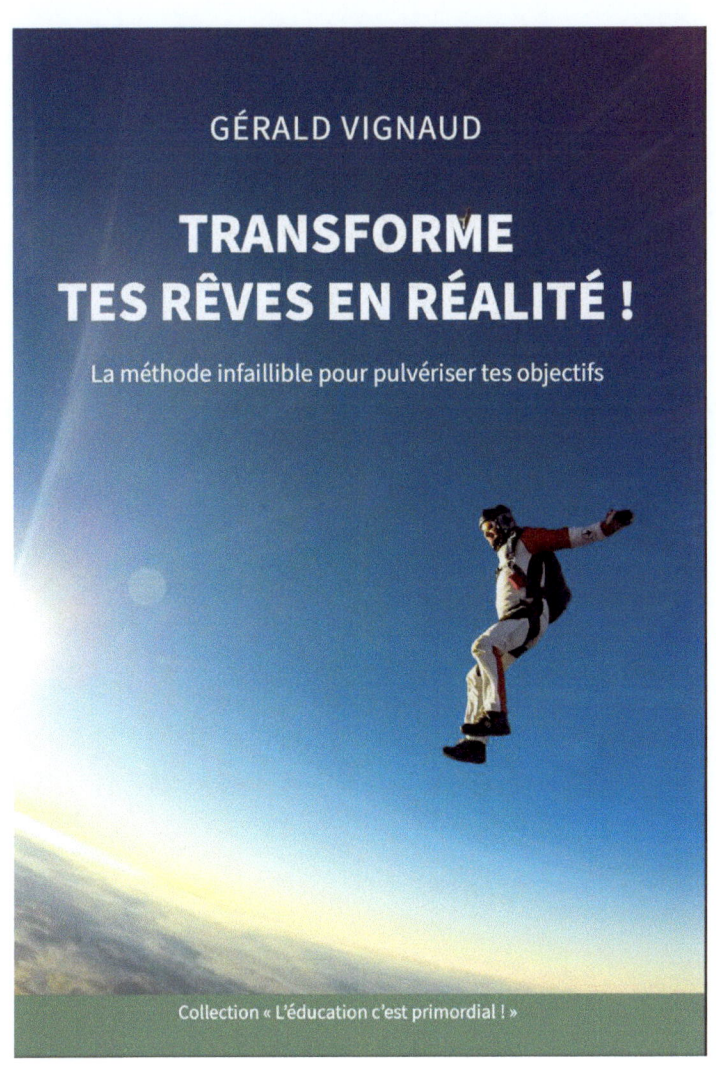

Transforme tes rêves en réalité !

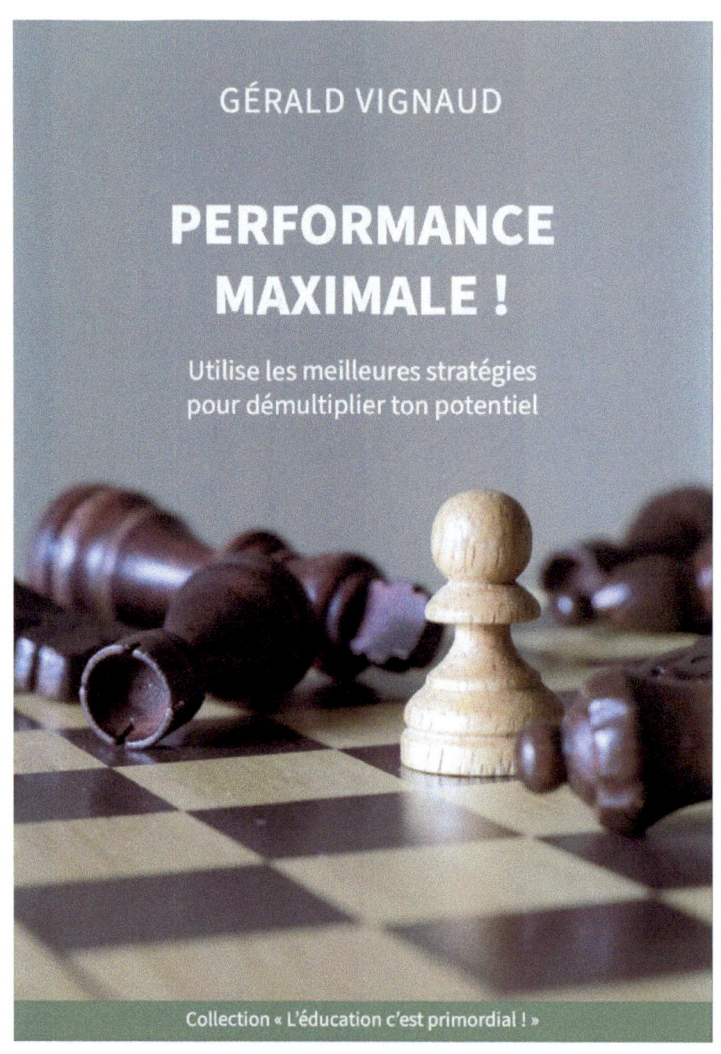

Performance maximale !

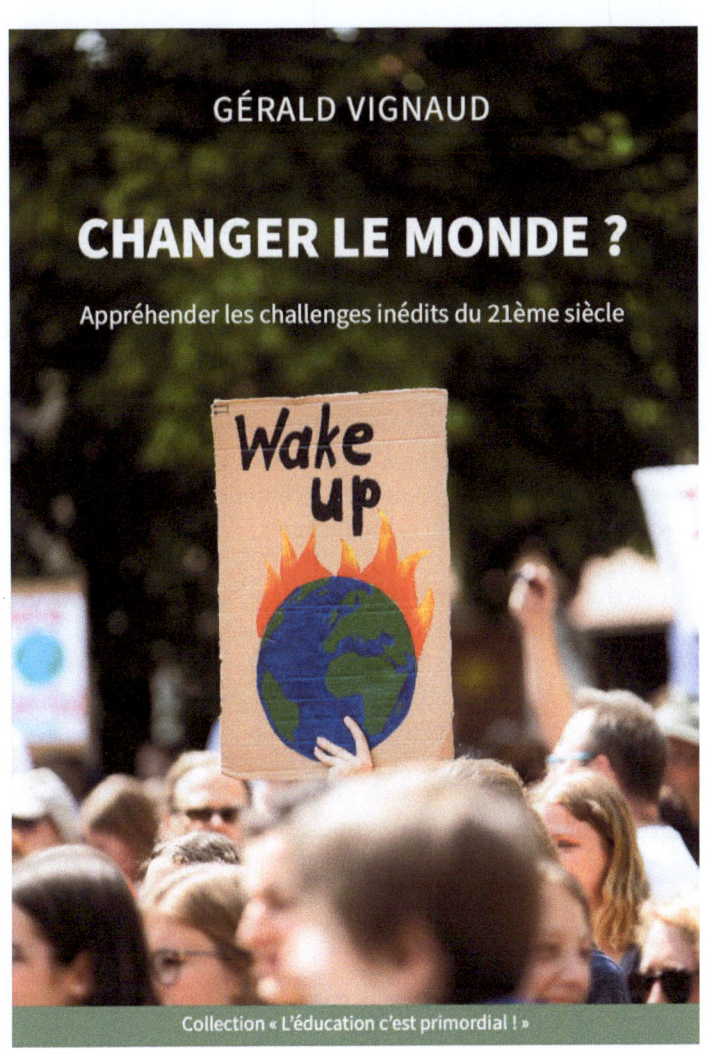

Changer le monde ?

À propos de l'auteur

Diplômé par Anthony Robbins de la *"Business Mastery"* ainsi que de la prestigieuse *"Mastery University"*, Gérald Vignaud s'est notamment accompli lors d'une carrière exceptionnelle dans le marketing de réseau en devenant Senior Vice President de l'une des plus importantes compagnies de l'industrie. Devenu un expert reconnu de celle-ci, Gérald a formé et coaché des dizaines de milliers de personnes.

Coach en développement personnel, il enseigne depuis toujours que la clef du succès et, plus important encore, de l'accomplissement personnel passe imparablement par l'acceptation de soi en assumant et en travaillant sur sa différence, son facteur X.

Expert en transformation personnelle, son premier client fut lui-même. Toxicomane pendant presque 10 ans, Gérald a su prendre des décisions et passer à l'action. Il a mis en application les stratégies qu'il enseigne désormais pour sortir de la drogue et propulser sa vie vers une réussite personnelle et professionnelle exceptionnelle.

Depuis plusieurs années, il a inspiré, conseillé et travaillé avec de nombreuses personnes de toutes catégories sociales/professionnelles parmi lesquelles des travailleurs indépendants, des dirigeants d'entreprise, des sportifs de haut niveau, des hommes politiques ou encore des personnalités.

Consultant en entreprise, Gérald comprend et possède les clefs et stratégies pour aider les sociétés de tous secteurs d'activité à se réinventer. Il les aide à se redynamiser pour les réorienter vers les résultats plus positifs et plus stables qu'elles désirent.

Conférencier reconnu, Gérald intervient régulièrement devant des salles allant de 100 à 15 000 personnes et a notamment partagé la scène avec des personnalités tel que Chris Widener, Darren Hardy ou encore Donald J. Trump.

Interviewer et voyageur passionné, Gérald a écouté et a appris des milliers de personnes qu'il a rencontrées au cours de sa vie.

Entrepreneur iconoclaste, Gérald est le fondateur et le CEO de different.land, un média alternatif en ligne. Il est axé sur l'idée que les trois clefs majeures pour créer un meilleur futur sont l'éducation, l'écologie et une technologie saine, et qu'elles sont toutes les trois interconnectées entre elles. Le site different.land a pour vocation de contribuer à instruire, à inspirer et à faire grandir une nouvelle génération de Leaders. Celle qui aura la charge de construire un indispensable monde meilleur pour demain, celui que nous laisserons à nos enfants.

Authentique amoureux de la Nature, Gérald est le co-fondateur de l'ONG "Soupe de Plastique". Elle a notamment pour mission d'éduquer et de tenter de solutionner les challenges liés à la pollution plastique. D'une manière plus générale, Gérald milite aussi pour une meilleure gestion des ressources et un plus grand respect pour les écosystèmes de notre planète.

Véritable "*Learning Junkie*" Gérald cherche en permanence à apprendre, à se réinventer et à mettre dans sa vie la barre toujours plus haut.

Gérald a pour mission de contribuer à construire les générations présentes et futures en aidant les gens à développer leurs différences et à démultiplier leurs valeurs personnelle, professionnelle et financière.

Si vous désirez que Gérald Vignaud intervienne lors de votre événement, contactez-nous directement via le site :

geraldvignaud.com

Processus d'amélioration constante et perpétuelle

Ce livre est très loin d'être parfait. Toutefois, comme toutes les choses que j'essaye de faire dans ma vie, il suit un processus d'amélioration constante et perpétuelle.

Si tu croises des coquilles, des erreurs ou d'autres choses qui te semblent inexactes, n'hésite pas à me remonter les infos afin que je fasse les corrections nécessaires dans les versions ultérieures.

geraldvignaud.com/livre-contact

« C'est posséder un trésor que de jouir d'une santé parfaite ! »

Proverbe Oriental